DES

INOCULATIONS

PRÉVENTIVES

DANS LES

MALADIES VIRULENTES

A PROPOS DES

Vaccinations charbonneuses faites sous le patronage de la Société d'Agriculture
de la Gironde, au Château de M. Bert à Talais.

Par le Docteur E. MASSE

Professeur à la Faculté de Médecine de Bordeaux
Lauréat de l'Institut (mention honorable, prix Monthyon, médecine et chirurgie);
Lauréat de l'Académie de Médecine (prix Barbier);
Lauréat de la Faculté de Médecine de Montpellier; Membre correspondant de l'Académie des Sciences
et Lettres de Montpellier; Membre correspondant de la Société anatomique de Paris
de la Société de Médecine et de Chirurgie pratique
et de la Société médicale d'émulation de Montpellier, Membre de la Société anatomique
et de la Société d'Hygiène publique de Bordeaux
Ancien membre associé de la Société d'Agriculture de Montpellier.
Officier d'Académie.

Avec une planche hors texte

PARIS

G. MASSON, éditeur, libraire de l'Académie de Médecine

120, boulevard Saint-Germain en face l'École de Médecine

MDCCCLXXXIII

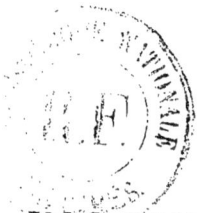

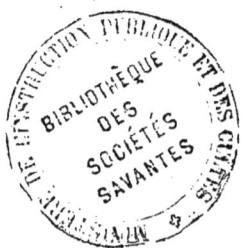

DES

INOCULATIONS·PRÉVENTIVES

DANS LES

MALADIES VIRULENTES

DES

INOCULATIONS
PRÉVENTIVES

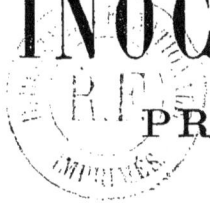

DANS LES

MALADIES VIRULENTES

A PROPOS DES

Vaccinations charbonneuses faites sous le patronage de la Société d'Agriculture
de Bordeaux, au Château de M. Bert à Talais (Gironde).

Par le Docteur E. MASSE

Professeur à la Faculté de Médecine de Bordeaux
Lauréat de l'Institut (mention honorable, prix Monthyon, médecine et chirurgie);
Lauréat de l'Académie de Médecine (prix Barbier);
Lauréat de la Faculté de Médecine de Montpellier; Membre correspondant de l'Académie des Sciences
et Lettres de Montpellier; Membre correspondant de la Société anatomique de Paris
de la Société de Médecine et de Chirurgie pratique
et de la Société médicale d'émulation de Montpellier, Membre de la Société anatomique
et de la Société d'Hygiène publique de Bordeaux
Ancien membre associé de la Société d'Agriculture de Montpellier.
Officier d'Académie.

PARIS

G. MASSON, éditeur, libraire de l'Académie de Médecine
120, boulevard Saint-Germain en face l'École de Médecine
MDCCCLXXXIII

TRAVAUX DU MÊME AUTEUR

1. **Développement et structure intime du tubercule.** (*Montpellier médical*, juillet 1863.)

2. **Sycosis parasitaire.** — Observations et réflexions. — **Nouveau traitement par la créosote.** (*Montpellier médical*, novembre 1864.)

3. **De la cicatrisation dans les différents tissus.** (Thèse inaugurale, 1866.)

4. **Des types de la circulation dans la série animale et aux divers âges de la vie embryonnaire.** 1866.

5. **Étude chirurgicale de l'étranglement.** (Montpellier, 1869.)

6. **Étude anatomique et physiologique des organes de l'audition et du sens de l'ouïe.** (Montpellier, 1869.)

7. **De la réunion immédiate après l'opération de la hernie étranglée.** — Congrès de Nantes; Association française pour l'avancement des Sciences. 1875.

8. **Monstre anencéphale à langue trifide.** — Congrès de Nantes. 1875.

9. **Le tænia inerme et la ladrerie du bœuf.** — Nouvelles expériences faites à l'École d'agriculture de Montpellier; par MM. Masse, agrégé à la Faculté, et P. Pourquier, médecin-vétérinaire. — Comptes-rendus de l'Académie des Sciences, 17 juillet 1876. (*Montpellier médical*, septembre 1876.)

10. **Coup d'œil sur l'histoire de la Chirurgie.** — Première leçon du cours de Médecine opératoire à la Faculté de Bordeaux (*Montpellier médical*, 1879).

11. **Influence du mouvement sur les articulations.** — Mémoire lu au Congrès de Montpellier de l'association pour l'avancement des Sciences. (Séance du 3 septembre 1879.)

12. **De la compression lente de la moelle épinière.** — Observation de tumeur intra-rachidienne de la quatrième paire cervicale gauche, comprimant la moelle en arrière à la partie moyenne de la région cervicale, avec planches. 1879.

13. **De l'influence de l'attitude des membres sur leurs articulations.** — In-8° avec 18 planches et dessins intercalés dans le texte. Paris, Adrien Delahaye, 1880. Mention honorable, prix Monthyon, Médecine et Chirurgie à l'Institut. Prix Barbier, Académie de médecine.

14. **Des tumeurs perlées de l'iris.** — Bordeaux, 1881.

15. **De la formation par greffe de kystes et des tumeurs perlées de l'iris.** — Bordeaux, 1881.

PRÉFACE

L'étiologie des maladies virulentes a fait depuis quelques années d'immenses progrès. La cause de ces maladies étant mieux connue, nous sommes mieux en mesure d'apprendre à les combattre et à les éviter.

La pathologie comparée a rendu les plus grands services à l'étude des maladies virulentes, nul doute que la médecine humaine n'ait grand profit à étudier, à expérimenter sur les animaux, les moyens prophylactiques et thérapeutiques susceptibles d'être utilisés chez l'homme.

Nos lecteurs pourront voir dans ce travail quels sont les progrès accomplis depuis quelques années, ils pourront juger par le terrain parcouru et par les résultats accomplis, du chemin qu'il nous reste à faire, des espérances que nous pouvons avoir pour l'avenir.

C'est aux grands travaux de Pasteur que nous devons la belle découverte de l'atténuation des virus, celle de la création des vaccins artificiels.

De nombreux savants ont suivi son impulsion, et de leurs recherches sont nés des travaux dont la France peut aussi s'enorgueillir à bon droit.

Davaine, Toussaint, Chauveau, Bouley, Arloing, Cornevin, Thomas, Jolyet, ont tous apporté leur tribut dans cette grande œuvre qui sera une des plus belles gloires scientifiques du dix-neuvième siècle.

Chacun de ces savants a eu sa part d'initiative, ils sont arrivés au même but par diverses voies; nous devons à chacun d'eux, des moyens spéciaux de vaccination, pour différents genres d'affection. La question étudiée dans les laboratoires a subi victorieusement les épreuves de l'application pratique. Dès les premiers jours de la découverte de l'atténuation des virus et des vaccins artificiels, l'agriculture a largement bénéficié de quelques-uns de ces nouveaux moyens prophylactiques.

Nul doute que l'on ne trouve à bref délai, l'application pratique d'autres procédés, encore à l'étude dans les laboratoires.

La médecine humaine profitera-t-elle de ces découvertes?

Nous le désirons vivement et nous avons même quelques raisons de l'espérer.

Mais nous ne serons autorisés à appliquer à l'homme nos recherches sur les animaux, que lorsque la question de pathologie comparée, ne laissera plus pour nous aucune place à l'incertitude sur les résultats à obtenir, aucune crainte sur les dangers de ces essais.

Trouver le moyen de prévenir les maladies virulentes et d'en éteindre à jamais les germes pour notre génération et les générations à venir, quel service plus grand pourrait-on rendre à l'humanité? La découverte de la vaccine qui a sauvé des millions d'existences, nous donne le droit d'espérer que nous pourrons aussi triompher d'autres affections contagieuses et virulentes.

On découvre tous les jours de nouveaux microbes, agents de la virulence chez l'homme comme chez les animaux. Espérons qu'on arrivera à trouver pour l'espèce humaine, ce que l'on a déjà trouvé pour les animaux, un moyen de modifier les agents de la contagion, de les atténuer, de les forcer à servir dans des inoculations préventives, de moyens de préservation contre les maladies mêmes dont ils étaient la cause.

Nous avons puisé de nombreux et de forts utiles renseignements, dans un excellent livre publié récemment par M. Duclaux, intitulé : *Ferments et maladies*, et dans le bel ouvrage de M. Bouley, *Le progrès en médecine par l'expérimentation*. Nous nous sommes encore servis avec fruit de deux mémoires publiés dans la *Revue de Hayem*, en 1878 et en 1831, par M. Nepveu, chirurgien distingué des hôpitaux de Paris, et par MM. Ducazal et Zuber. Nos lecteurs trouveront dans ces différents ouvrages, les renseignements bibliographiques les plus complets, sur la question des microbes et des vaccinations.

·DES

INOCULATIONS

PRÉVENTIVES

MALADIES VIRULENTES

—————

CHAPITRE PREMIER

UN MOT SUR LES DÉCOUVERTES DES DIFFÉRENTS
MODES D'INOCULATION PROPHYLACTIQUE. — LA
THÉORIE DES MICROBES.

———

En général les maladies virulentes ne récidivent pas;
l'organisme ne peut point les contracter deux fois. Une première atteinte de ces maladies, confère souvent pour la vie une
complète immunité.

Les maladies virulentes peuvent se propager par différents
modes d'inoculation, mais qu'elle que soit la voie par où péné-
tre le virus, il détermine une maladie entièrementsemblable à
celle dans laquelle il a pris naissance. Sur un sujet qui a déjà
subi les atteintes d'une maladie virulente, l'inoculation de cette
même maladie ne produit plus aucune action. Les vaccinations
ont pour but de créer artificiellement une immunité analogue à
celle que donne une première atteinte d'une maladie infectieuse
contre toute contamination ultérieure. Elle a pour but de met-

tre l'organisme dans de bonnes conditions, pour se soustraire
aux coups de certaines maladies contagieuses toujours graves
et souvent mortelles.

Les inoculations prophylactiques, ont été employées depuis
un temps immémorial contre les atteintes de la variole, dans
les pays qui ont été le berceau de cette affection, mais ce
n'est que depuis un siècle, depuis Jenner, que la découverte
de la vaccine a permis d'obtenir sans dangers, l'immunité par
des inoculations préventives.

Grâce aux belles découvertes de M. Pasteur, une ère
nouvelle s'est ouverte depuis une dizaine d'années aux inoculations prophylactiques, on les a appliquées chez les animaux
à un nombre de plus en plus considérable de maladies virulentes. On a créé des virus artificiels, en atténuant par différents moyens les virus naturels. Les premiers essais ont
porté sur les maladies virulentes des animaux, il reste encore
un pas à franchir pour expérimenter ces nouveaux moyens
prophylactiques, contre un certain nombre de maladies virulentes de l'homme. On ne saurait trop se livrer à des études
de pathologie comparée avant de s'engager dans cette voie,
et l'on y marchera d'un pas d'autant plus sûr, qu'on con-
naîtra mieux l'étiologie des maladies virulentes des animaux, la nature des virus, leur mode de propagation, leur
mode d'action sur l'organisme, leurs différents modes d'atténuation.

Les premiers essais d'inoculation prophylactique, avons-
nous dit, ont été tentés sur l'homme et contre la variole.

La variole est une maladie contagieuse et épidémique qui
ne paraît avoir été importée en Europe que par les premières
incursions des Sarrazins, vers 570. D'Europe, elle arriva en
Amérique au moment de sa découverte et elle y exerça de
très grands ravages. C'est par millions que l'on put y comp-
ter les victimes. La variole se propageait, au milieu de ces
populations, vierges de cette affection, avec une rapidité inouïe
et elle était le plus souvent mortelle.

En Europe, il y eut aussi au début de l'importation de cette
maladie, des épidémies très meurtrières. Dans certaines villes,
la moitié de la population contractait la variole. La Conda-

mine, au dix-huitième siècle, constatait que cette maladie atteignait en France un septième des habitants; Grisolle pense que la variole a pu, atteindre autrefois, environ le quart de la population du globe.

Au dix-huitième siècle, dit M. Bouley (1), sur dix morts, une lui revenait de droit; sur cent aveugles, cinquante devaient à ses coups leur désespérante infirmité.

Aujourd'hui, grâce aux mesures prophylactiques employées, d'après les statistiques les plus rigoureuses, la mortalité par la variole n'est plus que de 1 p. 100.

Les populations au milieu desquelles se développait la variole, avaient constaté par l'observation, que les individus qui avaient eu cette maladie et qui en avaient guéri conservaient pour toujours l'immunité contre cette affection; elles avaient en outre, observé, que la variole bénigne se transmettait en général avec ses caractères, et que cette variole une fois subie préservait, comme la variole grave, de toute atteinte ultérieure de cette maladie. La fréquence de cette affection à laquelle peu de gens échappaient, les avait amenés, de temps immémorial, à subir volontairement les atteintes de la maladie, en s'efforçant de contracter la forme bénigne ; en s'inoculant, par des procédés variés, le virus de cette maladie. Les bons résultats ainsi obtenus, avaient contribué à maintenir cette pratique que l'on retrouve établie dans les pays où la variole avait pris naissance.

Telle est l'origine de la variolisation qui était pratiquée, de temps immémorial, dans les provinces du Bengale et de l'Indoustan. Ces mêmes pratiques étaient en usage en Égypte, sur toute la côte septentrionale d'Afrique, en Asie-Mineure, en Circassie, en Géorgie, en Turquie.

La variole existe en Europe depuis le quatrième siècle; elle exerçait de très grands ravages dans notre pays, quand, en 1721, Lady Montague, femme de l'ambassadeur anglais de Constantinople apporta en Angleterre les bienfaits d'une pratique dont elle avait vu les bons effets en Turquie.

Elle fit inoculer sa propre fille sous les yeux des médecins de

(1) Bouley, *le Progrès en médecine par l'expérimentation*, Paris 1882.

la cour. Cette inoculation réussit, d'autres furent faites avec
le même résultat.

La variolisation fut rapidement acceptée en Angleterre,
mais elle eut bien de la peine à franchir le détroit; il lui fal-
lut près d'un demi-siècle pour arriver en France.

Le duc d'Orléans fit inoculer avec succès ses deux enfants,
et ce fut, parmi les familles nobles, dit M. Bouley, une manière
de faire sa cour au prince que de se conformer à la conduite
qu'il avait adoptée.

Le 8 juin 1763, le Parlement avait fait suspendre l'application de la variolisation, et ce n'est que le 15 janvier 1768,
que la Faculté de Paris décida que la variolisation pouvait
être admissible.

La variolisation diminua considérablement en Europe le
chiffre de la mortalité causée par la variole; il y avait bien
quelques accidents graves après l'inoculation, mais cela était
relativement fort rare.

On essaya d'atténuer le virus variolique dans les inoculations, en le diluant dans du lait, dans de l'eau et dans diverses solutions salines, et l'on n'y réussit point; il est curieux
de voir les expérimentateurs modernes reprendre à nouveau
ces tentatives et obtenir dans cette voie de grands et magnifiques résultats.

La découverte de la vaccine par Jenner, en 1796, vint substituer la vaccination à la variolisation pour la variole humaine,
On inocula le cow-pox, pour avoir des pustules vaccinales et
ces pustules inoculées de bras à bras, transmirent sans le moindre danger une immunité presque certaine contre la variole.

Les succès obtenus en Angleterre firent adopter rapidement la vaccination en France et en Europe. On inocula
d'abord le cow-pox, plus tard la vaccination fut pratiquée de
bras à bras; quelques médecins préférèrent entretenir le vaccin sur des génisses pour l'y puiser, pour les besoins de la
vaccination, mais le principe de ces inoculations préventives
resta le même.

L'inoculation prophylactique dans la variole, n'avait point
pour base, d'inoculer le virus même de la maladie contre
laquelle on voulait obtenir l'immunité; on transmettait à

l'homme une maladie éruptive de la vache, maladie bénigne, qui rendait désormais l'organisme réfractaire aux atteintes de la variole.

C'est le 9 février 1880, que M. Pasteur a fait connaître à l'Académie des sciences ses nouveaux procédés de culture et d'atténuation des virus. Ses expériences avaient été faites dans le choléra des poules; M. Pasteur avait trouvé un moyen de créer artificiellement un vaccin susceptible de rendre les poules absolument réfractaires à cette maladie virulente.

Ce fut le 28 février 1881, qu'il parvint à appliquer avec succès cette même méthode à l'affection charbonneuse. Ces nouvelles méthodes ne restèrent point limitées à des expériences de laboratoire, elles furent expérimentées sur un grand nombre d'animaux et presque immédiatement utilisées dans la pratique.

Les vaccins artificiels de M. Pasteur ne sont pas les seuls qui puissent donner quelques résultats. M. Toussaint était parvenu à atténuer, par la chaleur, le virus de la fièvre charbonneuse ; déjà, le 12 juillet 1880, il communiquait à l'Académie les résultats qu'il venait d'obtenir dans ses expériences. C'est en soumettant à l'action de la chaleur à 55° du sang d'un animal atteint de fièvre charbonneuse, qu'il se procurait son vaccin artificiel.

Il y a quelques mois à peine, le 26 juin 1882, M. Chauveau a complété l'œuvre de son ancien élève, en déterminant les conditions qui permettent de rendre pratique l'emploi de cette méthode pour atténuer, à divers degrés, le virus charbonneux et vacciner les espèces animales sujettes au sang de rate.

Le 24 juillet, 1882 MM. Arloing Cornevin et Thomas, ont fait connaître à l'Académie des sciences, de nouveaux procédés pour obtenir des vaccins artificiels pour le charbon symptomatique, en faisant agir encore la chaleur dans certaines conditions sur la sérosité virulente extraite des tumeurs charbonneuses et préalablement desséchée à 32°

Ces mêmes expérimentateurs en novembre 1880, avaient réussi à préserver les animaux de cette maladie en les soumettant à des injections intra-veineuses, faites avec le sang même des sujets atteints de charbon symptomatique.

Les difficultés pratiques que présentait l'application de cette méthode a amené ces expérimentateurs à trouver un autre moyen de vaccination qui paraît pouvoir remplacer avec avantage les injections intra-veineuses dans la prophylaxie du charbon symptomatique.

Une autre méthode d'atténuation des virus a fait l'objet d'une communication de M. Chauveau à l'Académie des sciences le 4 avril 1881 ; elle consiste à atténuer les effets des inoculations virulentes par l'emploi de très petites quantités de virus.

M. Peuch, de Toulouse, a communiqué le 19 septembre 1882 à l'Académie de médecine un procédé d'atténuation du virus de la clavelée par une méthode dérivée du même principe. Cette méthode consiste à diluer le virus dans de l'eau au cinquantième, au centième même, et à l'injecter dans le tissu cellulaire avec une seringue Pravaz.

Le virus ainsi atténué n'a guère qu'un effet tout limité et il procure néanmoins l'immunité contre la clavelée.

Dans certaines inoculations prophylactiques dans la variolisation, dont nous avons déjà parlé, on n'atténue pas les virus mais on donne volontairement la maladie en cherchant à choisir et le sujet qui doit donner l'affection et le moment le plus opportun pour la faire subir aux sujets auxquels on veut conférer l'immunité. Certaines maladies contagieuses sont si fréquentes qu'on n'hésite point à les donner quand on est persuadé qu'une maladie que l'on donne de cette manière est moins grave que celle qui vient naturellement.

La clavelisation, l'inoculation de la fièvre aphteuse, celle de la péripneumonie contagieuse, ont donné dans la médecine vétérinaire d'excellents résultats.

Ces moyens joueront encore un rôle assez important dans la prophylaxie des maladies virulentes, pour lesquelles on n'a point encore réussi à trouver des virus atténués.

On peut voir par l'aperçu rapide que je viens de donner l'extension qu'ont prises depuis quelques années les inoculations prophylactiques dans les maladies virulentes.

Nous essayerons de montrer, pour chacune d'elles ; les résultats positifs obtenus par les divers moyens de vaccination.

Ces résultats ont été considérables, indiscutables pour quelques-unes d'elles et les succès obtenus nous permettent d'espérer que, par des méthodes du même genre, on arrivera à trouver encore de nouveaux vaccins pour rendre l'homme et les animaux réfractaires à beaucoup de maladies virulentes.

Un grand fait, que nous devons à des recherches relativement récentes de MM. Davaine, Chauveau, Pasteur et Toussaint, c'est que dans les maladies virulentes, le virus est constitué par des éléments cellulaires doués de vie, analogues aux ferments. Les virus filtrés sur des filtres à plâtre perdent leur activité. La sérosité des liquides virulents est inactive, ce sont les éléments cellulaires seuls, qui possèdent les propriétés contagieuses des virus. Ces éléments sont mobiles, ils se reproduisent avec rapidité et prennent, pour se développer et se nourrir, de l'oxygène, de l'acide carbonique ét divers matériaux à nos tissus et à nos milieux intérieurs. Ils vivent pour ainsi dire en véritables parasites et à nos dépens, s'ils trouvent en nous un milieu favorable. Si notre organisme ne résiste point à leur envahissement, si nous ne pouvons suffire à leur entretien et au nôtre, nous sommes destinés à périr.

La virulence serait donc sous la dépendance d'êtres inférieurs susceptibles d'être transportés par l'air dans les organes respiratoires des êtres vivants, d'arriver dans leur système digestif avec leurs aliments, de pénétrer d'une façon quelconque dans leurs téguments, dans leur sang même.

Ces êtres infiniment petits, au développement desquels nous devons les maladies virulentes, ont reçu le nom générique de microbes.

On en trouve de différents genres dans diverses maladies.

Les recherches sur les microbes nous ont appris que les vaccins contenaient eux-mêmes ces êtres microscopiques. La vaccination introduit donc des microbes dans l'organisme; mais ces microbes sont modifiés et atténués. On en prépare artificiellement en modifiant et en atténuant par différentes méthodes les virus des maladies contre lesquelles on désire obtenir l'immunité. La présence de ces organismes agirait suffisamment sur notre sang et sur nos tissus pour que les microbes des maladies virulentes fussent désormais incapables d'y trouver un milieu favorable à leur développement.

Telle est aujourd'hui l'explication que l'on donne du mode d'action des vaccinations. Mais cette théorie, fut-elle fausse, les nouvelles méthodes de vaccination auxquelles la théorie des microbes nous a conduit, n'en serait pas moins acquise à la médecine.

Nous exposerons ce que l'on sait aujourd'hui sur les microbes des différentes maladies virulentes contre lesquelles on a trouvé différents genres de vaccination, mais ce sont surtout les divers modes d'inoculation préventives tentées avec succès sur l'homme et sur les animaux que nous désirons faire connaître, et c'est à leur étude que nous consacrerons principalement ce travail.

CHAPITRE II

LA FIÈVRE CHARBONNEUSE

Son étiologie.

La fièvre charbonneuse, le sang de Beauce, sang de rate ou charbon, est une maladie contagieuse qui se développe fréquemment chez les moutons et chez les bœufs. Les animaux atteints de cette maladie succombent quelquefois très rapidement; on a vu chez eux la mort survenir en deux heures; d'autres fois, l'affection est un peu plus lente.

Tous les animaux d'une étable peuvent être subitement frappés. Certaines régions sont plus souvent atteintes que d'autres. On cite en France certains départements où cette maladie est endémique, le département d'Eure-et-Loir par exemple, et la haute Auvergne. M. Baillet (1) a souvent rencontré le charbon sur les bœufs des marais de la Charente-Inférieure; en Russie et en Sibérie, cette affection enlève à l'agriculture un grand nombre d'animaux. Dans les régions où règne le charbon, certaines localités paraissent plus que d'autres dangereuses pour les bestiaux ; il y a des champs maudits, des montagnes sur lesquelles on ne peut sans danger envoyer pâturer les bestiaux, ni les faire parquer.

Nous verrons que les recherches de M. Pasteur (2) peuvent

---

(1) Baillet, *Traité de l'inspection des viandes de boucherie*, Paris 1876.

(2) Pasteur, *Comptes rendus de l'Académie des sciences*, 31 janvier 1881 t. 92, p. 209.

nous fournir la clé de ces influences en apparence mysté-
rieuses.

Les animaux atteints du charbon paraissent d'abord exci-
tés; en sortant de l'étable, ils affectent une gaieté qui ne leur
est pas habituelle, mais bientôt à cette excitation succède
une grande dépression : les animaux atteints du charbon ne
mangent pas, leurs yeux sont fixes, leur respiration est trou-
blée, leur pouls est petit, la chaleur de leur corps s'élève de
deux degrés; quelque temps avant la mort il survient quelquefois des paralysies du train postérieur et des convulsions.

« Les symptômes graves, dit M. Toussaint (1), peuvent se
déclarer inopinément, on voit par exemple les moutons trem-
bler, chanceler, tomber sur le sol, rejeter par intermittence
une urine rosée renfermant des globules sanguins et des bac-
tiridies très longues. La température s'élève progressivement
jusqu'à 3° au-dessus de la normale. Des crampes et des convulsions apparaissent. En général les muscles des membres et
du cou sont comme tétanisés, la tête se renverse en arrière,
les dents grincent l'une contre l'autre, les yeux roulent dans
l'orbite, puis la respiration devient plus rapide et sifflante.
Le sang examiné à ce moment, montre une immense quantité
de bactéridies; souvent les capillaires superficiels sont tout à
fait exsangues et il devient nécessaire de faire des incisions
profondes ou de blesser de gros vaisseaux pour voir une
goutte de sang. Le pouls devient petit, lent, presque invisi-
ble; les artères revenues sur elles-mêmes, sont molles et très
dépressibles; les incisions ne donnent plus qu'un jet sans
force qui s'éteint à quelques décimètres de la plaie. Enfin, après
une heure au plus, l'animal expire au milieu d'une convulsion
tétanique.

Les signes de douleur manifestés dans les dernières heures
de la vie de ces animaux sont dus assurément aux hémorrhagies des organes internes, je crois que les symptômes nerveux,
comme crampes, disparition de la sensibilité extérieure, perte
des mouvements reflexes de la paupière lorsqu'on vient à tou-

(1) Toussaint, thèse inaugurale : *Recherches expérimentales sur la maladie charbonneuse*, Lyon, 1879.

cher le globe de l'œil, sont causés par la disparition des fonctions encéphaliques et médullaires, suite de l'anémie due aux oblitérations dont les centres nerveux sont toujours le siège.

On constate un peu de leucocythémie dans le sang et un peu de fièvre avant l'apparition des bactéridies, quand on examine des animaux auxquels on a donné le charbon par inoculation. »

Le cadavre des animaux morts du charbon est ordinairement ballonné, il subit assez rapidement la putréfaction.

On voit dans le tissu cellulaire sous cutané, des infiltrations sanguines et séro-albumineuses.

Le tissu musculaire se réduit facilement en déliquium lorsque on le malaxe sous les doigts.

Le sang des animaux atteints du charbon est noirâtre et poisseux, il colore en brun les tissus qu'il touche. La membrane interne des vaisseaux est fortement colorée. Le sang charbonneux s'épanche facilement au dehors, l'animal atteint de charbon présente souvent des lésions hémorrhagiques internes. La rate est grosse, bosselée et son tissu est ramolli; dans son intérieur existe un putrilage épais et noir. Le foie est congestionné et son tissu est noirâtre et bien moins consistant qu'à l'état normal. Les reins sont aussi congestionnés et leur volume est notablement augmenté.

Un animal qui a le charbon transmet avec la plus grande facilité l'affection dont il est atteint à des animaux de même espèce et même à des animaux d'espèces différentes. Les moutons se transmettent entre eux le charbon, ils peuvent le donner aux bœufs, au cheval, au lapin, au lièvre et à l'ours, les carnivores contractent difficilement cette affection, les oiseaux ne la contractent pas, à moins d'être placés dans des conditions spéciales.

L'homme qui touche un animal atteint du charbon peut s'inoculer l'affection charbonneuse, s'il y a quelques excoriations qui facilitent la pénétration du virus, ou s'il se pique avec un instrument souillé du sang d'un animal mort de cette maladie.

La pustule maligne est la manifestation locale de l'affection charbonneuse.

L'inoculation charbonneuse, quand elle se fait par la peau, produit le plus souvent chez l'homme une tumeur spéciale, qui se manifeste tout d'abord au point d'inoculation avec des caractères tout à fait particuliers.

Au début, les phénomènes sont limités à des lésions localisées, mais il survient souvent, si l'on n'intervient pas énergiquement, des phénomènes généraux d'intoxication.

Quand les bactéridies ont pénétré par les voies digestives et pulmonaires, il n'y a en général, chez l'homme et chez les animaux dans le charbon bactéridien, aucune manifestation locale au point d'inoculation.

La fièvre charbonneuse se déclare seule et produit rapidement les symptômes les plus graves.

Chez l'homme, le charbon peut se déclarer après l'alimentation par la viande d'animaux charbonneux ou par suite de la pénétration de poussières contenant le virus charbonneux dans les voies trachéo-bronchiques.

Chez les animaux, la fièvre charbonneuse se montre le plus souvent quand les animaux ont mangé des fourrages sur lesquels se trouvaient des bactéridies charbonneuses.

La pustule maligne résulte presque toujours de l'inoculation du principe virulent du charbon dans un point de la peau primitivement excorié.

La piqûre d'une mouche, d'un insecte qui a touché un animal atteint de charbon peut encore donner à l'homme une pustule maligne.

La pustule maligne peut aussi devenir contagieuse d'homme à homme, ainsi que le prouvent les observations rapportées par Thomassin, Hufeland, Maucourt, Barry, Hausbrand et Raimbert.

Certaines professions exposent à la pustule maligne; ce sont précisément celles dans lesquelles les individus sont appelés à toucher les animaux, morts ou vivant, atteints de charbon : les bergers, les équarrisseurs, les bourreliers, les tanneurs, les mégissiers, les bouchers, et nous y ajouterons les criniers en nous basant sur un savant mémoire de M. le professeur Layet, inséré dans la *Gazette hebdomadaire des Sciences médicales* de Bordeaux en juin 1880.

Les pustules se développent sur les parties du corps ordinairement découvertes. Les relations qui existent entre la pustule maligne et le charbon sont incontestables.

On donne le charbon aux animaux, en leur inoculant le sang et même le pus ou la sérosité de la pustule maligne de l'homme.

Ces différents liquides renferment un très grand nombre de bactéridies, c'est à ces microbes qu'est due l'infection charbonneuse.

On trouve dans la tumeur de la pustule maligne et dans le sang des individus atteints de cette affection les mêmes bactéridies que l'on rencontre chez les animaux qui ont la fièvre charbonneuse.

Il est probable que le charbon symptomatique peut en s'inoculant chez l'homme donner lieu soit à un véritable charbon symptomatique, soit aussi par ses bactéries à la production de pustules malignes d'une nature spéciale.

Il doit y avoir des pustules malignes produites par la bactéridie du sang de rate et d'autres qui doivent leur origine à la bactérie du charbon symptomatique.

Enaux et Chaussier, en 1785, avaient déjà vu en se basant sur l'observation clinique, que toutes les pustules malignes n'étaient pas de même nature.

L'expérience fameuse du docteur Boinet qui, sous l'influence des idées de Rayer son maître, s'inocula sans en éprouver aucun mal, la sérosité d'une pustule maligne prouve que l'on doit faire une distinction entre la pustule charbonneuse vraie et la pustule de nature non bactéridienne.

Le docteur Raimbert, de Châteaudun, admet des pustules malignes charbonneuses et des pustules malignes pseudocharbonneuse.

M. Dumolard, de Vizille, croit à l'existence d'une pustule infectante et à l'existence d'une variété non infectante.

Les différentes espèces de pustules n'ont point la même gravité, il est probable qu'elles ne sont pas dues aux mêmes causes.

Les muqueuses digestives et pulmonaires peuvent servir

aussi chez l'homme de voie d'introduction dans l'organisme au principe virulent. L'affection charbonneuse affecte dans ce cas un caractère spécial en rapport avec le siège particulier de l'inoculation. L'infection se produit surtout facilement si les muqueuses mises en contact avec le virus charbonneux présentent des érosions, des ulcérations et des déchirures.

Le lait et les viandes provenant d'animaux atteints de fièvre charbonneuse communiquent à l'homme cette même affection. Le virus charbonneux peut encore arriver avec certaines poussières dans les voies trachéo-bronchiques.

Le charbon peut donc se transmettre par la muqueuse digestive, la muqueuse pulmonaire peut servir aussi de voie de transmission à la maladie.

Le virus du charbon pénètre donc dans l'économie par différentes voies, mais il faut qu'il agisse directement sur nos tissus, peau ou muqueuse sous une forme ou sous une autre, pour que l'affection charbonneuse se déclare.

L'affection charbonneuse n'est dans aucun cas une maladie spontanée. Si l'on cherche bien dans la pustule maligne comme dans la fièvre charbonneuse chez l'homme et chez les animaux, on doit retrouver l'origine du virus et son mode de pénétration dans l'organisme.

Le charbon peut être transmis directement d'un animal à un autre animal et de l'animal à l'homme, par le contact direct du sang charbonneux avec une excoriation de la peau. Les bactéries peuvent pénétrer aussi dans l'intestin, par l'alimentation, avec de la viande d'animaux charbonneux.

Nous trouvons à ce sujet dans l'excellent *Traité de l'inspection des viandes de boucherie*, de M. Baillet, et dans le *Traité de la police sanitaire des animaux domestiques*, de M. Raynal (1), de nombreux cas de mort, résultat de l'alimentation par les viandes d'animaux morts du charbon.

Fauvel (2), vétérinaire à Rome, a vu périr trois des membres d'une famille de sept personnes pour avoir consommé de la viande charbonneuse.

(1) Raynal, *Trait: d: la police sanitaire des animaux domestiques.*
(2) Fauvel (*Mémoire de la Société d'agriculture*, 1880).

M. Baillet cite parmi les auteurs qui ont vu se produire sur les animaux la transmission du charbon par les voies digestives : Gilbert, Desplas, Worlach, Godine, Mousis, Guillaume, Thomas, Duc et H. Bouley. Les faits négatifs, ceux dans lesquels la viande charbonneuse a pu être consommée sans inconvénient ne prouvent rien, Raynal cite un certain nombre d'exemples qu'il emprunte à Duhamel, à Thomassin, à Morand, à Goux d'Agen, à Parent-Duchatelet. Nous en dirons autant des expériences de MM. Renault et Colin. Un grand nombre de ces expériences ont été faites, du reste, dans de mauvaises conditions, puis qu'on expérimentait sur des chiens qui sont réfractaires à l'affection charbonneuse.

M. Raimbert, de Châteaudun (1), atracéun tableau symptomatique, assez précis, de la fièvre charbonneuse, qui succède, chez l'homme, à l'usage des viandes d'animaux atteints du charbon.

« Cette affection, dit-il, débute par un sentiment de courbature, de brisement des membres, des vertiges, de la douleur de tête, des lombes et de la fièvre. Celle-ci revient quelquefois par accès ou redoublement. Il y a de l'anorexie, des nausées, la langue est saburrale, l'épigastre douloureux. Il existe des douleurs sourdes autour du nombril et des vomissements presque toujours bilieux, les douleurs abdominales sont de plus en plus vives et ressemblent parfois à celles de l'iléus; dans quelques cas, elles s'accompagnent de crampes dans les membres. Le sang tiré des veines, est souvent, dès le commencement, noir et épais. La soif s'allume : elle est vive; une chaleur ardente se fait sentir dans les entrailles; la diarrhée s'établit, les selles sont bilieuses ou écumeuses briquetées; pendant ce temps, la langue est restée saburrale à sa base, rouge à la pointe et aux bords. Le ventre se météorise, les forces se brisent de plus en plus, le malade a quelquefois des lipothimies; il est oppressé, anxieux, agité, sans sommeil; dans quelques cas, il a de la somnolence, du délire ou des convulsions; enfin, les traits s'altèrent, s'hippocrati-

(1) **M.** Raimbert, de Châteaudun, article charbon : *Dictionnaire de médecine et de chirurgie pratique.*

sent; le pouls s'affaiblit, se ralentit ou devient intermittent, les extrémités se refroidissent. La peau sèche jusqu'alors, et dont la température s'est abaissée, se couvre de sueur, et la mort a lieu dans l'espace de trois, cinq ou huit jours. »

Dans certains cas, on a vu se produire chez l'homme, à la suite de l'alimentation par des viandes d'animaux morts du charbon, un véritable charbon symptomatique avec des pétéchies et des tumeurs multiples; il est probable que l'intoxication avait eu lieu avec des viandes d'animaux atteints eux-mêmes de charbon symptomatique et infectés de bactéries.

L'éruption dit Raimbert, de Chateaudun, se fait quelquefois 24 à 72 heures après l'alimentation par les viandes altérées.

Elle se montre le plus souvent dans les cas d'intoxication les moins graves, ce qui tendrait à prouver que le charbon symptomatique doit être moins dangereux pour l'homme que la fièvre charbonneuse proprement dite ou charbon bactéridien. Raimbert cite à ce propos une observation d'Odoardo Turcketti et une observation de Bertin Paulet où le charbon symptomatique paraît avoir été produit par l'usage de la viande d'un bœuf mort du charbon et probablement du charbon symptomatique.

La fièvre charbonneuse a, le plus souvent, pour origine, chez les animaux, la pénétration de bactéridies par les voies digestives, et, principalement, la muqueuse buccale et pharyngienne. Toussaint avait constaté dans les autopsies d'animaux morts du charbon, qu'il y avait fréquemment dans cette maladie des lésions des muqueuses buccales et pharyngiennes; les expériences de Pasteur ont mis hors de doute ce mode d'infection dans la fièvre charbonneuse.

» M. le professeur Layet (1) cite dans un travail sur la transmission du charbon par les voies atmosphériques quelques détails fort intéressants sur la mycose intestinale qu'il emprunte à Wagner, de Leipsick. Nous y trouvons quelques détails fort intéressants sur la pénétration des microgermes du charbon dans la muqueuse intestinale. « Sous le nom de » mycose intestinale, dit-il, les Allemands ont décrit dans ces

(1) Layet, *Gazette hebdomadaire des Sciences médicales de Bordeaux*, 1880.

» derniers temps une affection caractérisée par tous les symp-
» tômes de la maladie charbonneuse se manifestant avec ou
» sans pustule maligne, et par des lésions du tube digestif
» dues spécialement à la prolifération des bactéridies dans
» la muqueuse intestinale. Suivant E. Wagner, de Leipsick
» (*Arch. du Heilkunde*, 1878), le parasite s'attaque d'abord
» à l'épithélium, passe ensuite dans le tissu de la muqueuse,
» le plus souvent dans l'interstice des glandes en tubes qui
» peuvent en être tout à fait remplies, quoique rarement.

» De la muqueuse, les parasites passent dans les vaisseaux
» lymphatiques et sanguins et occasionnent de l'hypérémie et
» des hémorrhagies. Du système vasculaire intestinal, ils sont
» transportés dans les ganglions lymphatiques du mésentère et
» du mésocolon, où ils produisent les mêmes accidents hypéré-
» miques et hémorrhagiques, exsudatifs et néoplasiques. Dans
» le sang on trouve des bactéridies en nombre variable, avec
» une augmentation très marquée des globules blancs.

» Waldeyer, Nedging et Münch ont observé cette affection
» chez les ouvriers qui fabriquent les brosses, et tous les faits
» cités par Wagner se rapportent à des selliers ayant mani-
» pulé des crins venant de Russie, notamment de la Sibérie,
» d'où l'on expédie ces matières dans un état de malpropreté
» extrême. » (1)

Les spores du charbon peuvent pénétrer avec certaines
poussières dans les voies respiratoires et digestives.

Nous trouvons dans le mémoire de M. le professeur Layet,
un grand nombre de preuves de la transmissibilité de
l'affection charbonneuse par voie atmosphérique. M. Layet
démontre, à l'aide d'un grand nombre de faits, que la contagion du charbon peut se faire par l'intermédiaire de poussières servant de véhicule au germe infectieux. Les ouvriers
qui préparent le crin de cheval venant de l'Amérique du Sud
ou de la Russie sont sujets quelquefois à la pustule maligne,
mais ils succombent aussi à des accidents rapidement mor-
tels que l'on doit rattacher à l'affection charbonneuse et qui
ne se manifestent extérieurement par aucune lésion.

(1) Layet, *Gazette hebd. des sc. méd. de Bordeaux*, n° 4, 1880.

Les poussières des crins provenant d'animaux morts du charbon pénètrent dans le tube digestif et dans les voies aériennes et y apportent des microgermes infectieux. L'infection charbonneuse peut donc se produire à la surface des muqueuses pulmonaires et digestives.

En 1847, Trousseau chargé de faire une enquête sur la fréquence du charbon chez les ouvriers qui travaillent le crin de cheval provenant de Buenos-Ayres, constata que dans deux ateliers visités par lui et qui employaient de six à huit ouvriers, il y avait eu vingt morts, depuis dix ans.

Dans une même fabrique à Glascow neuf ouvriers travaillant le crin tombèrent malades et quatre moururent, deux de ces ouvriers avaient des pustules malignes, mais les autres succombèrent à l'intoxication charbonneuse par la voie intestinale ou pulmonaire, il n'y avait sur eux aucune lésion cutanée.

Virchow a fait l'autopsie d'un ouvrier de chemin de fer, qui avait succombé rapidement, après avoir été employé pendant quelque temps à défaire le vieux crin animal des coussins de wagon. On trouva dans son sang des quantités de bactéridies et de micrococcus.

Il y avait eu pendant la vie : tuméfaction du pharynx, dysphagie avec lividité, soif très vive, œdème inflammatoire du cou, ganglions indurés et mort par asphyxie.

Dans le charbon bactéridien qui survient sans pustule maligne, sans lésion externe apparente, on trouve à l'autopsie de nombreux foyers hémorrhagiques des œdèmes renfermant des bactéridies et des altérations ganglionnaires.

Les malades éprouvent quelquefois des vomissements, une soif intense ; une transpiration abondante s'établit, la sueur est froide, la température s'abaisse et la cyanose se produit ; il y a souvent des hémorrhagies nasales post-mortem ; il se fait de nombreux foyers hémorrhagiques dans les viscères et dans le tissu cellulaire sous-cutané.

M. Pasteur (1) a étudié un autre mode d'origine du charbon qu'il est bien important de connaître. Les animaux morts

(1) Pasteur, *Comptes rendus de l'Académie des sciences*, 31 janvier 1881, p. 209.

du charbon et enfouis dans la terre, peuvent l'imprégner de sucs riches en bactéridies. La putréfaction détruit la bactéridie, mais les liquides encore non putréfiés qui s'épanchent dans les terres qui avoisinent les fosses, peuvent trouver des liquides de culture qui permettent aux bactéridies de donner naissance à des spores. Ces spores peuvent résister aux vicissitudes atmosphériques; elles peuvent se conserver très longtemps sans s'altérer dans les parties les plus profondes du sol. Déposées dans la terre, elles n'attendent qu'une condition favorable pour venir au dehors. Les vers de terre, les taupes, les courtillères, en remuant la terre, peuvent les amener à la surface, et alors ces spores peuvent contaminer directement les animaux qui piétinent la terre, s'ils ont des excoriations à la peau. Elles peuvent pénétrer dans les voies respiratoires sous forme de poussière si les animaux flairent le sol. Les spores peuvent encore contaminer les fourrages, et c'est ainsi qu'elles peuvent à un moment donné pénétrer dans le tube digestif. M. Pasteur a fait remarquer que le charbon se développait souvent chez des animaux qui mangeaient des fourrages renfermant des piquants susceptibles de déchirer la muqueuse et de faciliter la pénétration des spores. Ces divers modes de pénétration des spores du charbon dans l'organisme, nous permettent d'expliquer les prétendus cas de charbon spontanés. M. Layet faisait observer dans son travail de 1880, sur le charbon des criniers, que la composition des poussières de crin, pouvaient faire supposer que quelques-unes des particules acérées, quelques-uns des fragments de poils arrivés en présence des muqueuses pouvaient produire des érosions, des piqûres par où le virus pouvait pénétrer dans l'intimité de l'organisme.

Tout ceci n'est point une hypothèse. Pasteur a pu trouver des spores de bactéridies dans de la terre recouvrant une fosse dans laquelle on avait enterré douze ans auparavant, des animaux charbonneux.

Pour retrouver les spores charbonneuses dans les terres qui recouvrent les fosses d'animaux morts du charbon, M. Pasteur opère de la manière suivante : les terres sont lévigées et chauffées à 90°, on a pu obtenir par ce moyen un liquide contenant seulement le vibrion septique et les spores du charbon; à l'aide d'inoculations faites avec ce liquide on a pu donner le charbon à des animaux. La même opération tentée sur la terre à une certaine distance des fosses, a donné des résultats toujours négatifs. Ces expériences nous permettent de comprendre comment le charbon se maintient dans certaines régions, comment certains champs peuvent communiquer plus facilement le charbon que d'autres. Ce sont les lieux où des animaux charbonneux ont été enterrés qui conservent les spores. Il ne faut qu'une occasion favorable pour que le charbon se transmette aux animaux et des animaux à l'homme.

MM. Rayer et Davaine (1) avaient constaté en 1850 que le sang des animaux morts du sang de rate ou du charbon, renfermaient des bâtonnets cylindriques très ténus et immobiles. Ces bactéridies furent observées par Pollander en 1855 et par Brauell en 1857. Ce n'est que vers 1863 que M. Davaine (2), après avoir lu les travaux de M. Pasteur, affirma le rôle important de la bactéridie qu'il avait découverte dix ans auparavant. Il fut amené à ce résultat en assimilant l'action de la bactéridie sur l'organisme à celle du ferment butyrique sur certaines matières fermentescibles. Le ferment butyrique se présente sous la forme de petits bâtonnets cylindriques tout à fait analogues à la bactéridie charbonneuse. (*Fig. I, II et III*).

M. Davaine institua un certain nombre d'expériences qui prouvèrent le rôle de la bactéridie dans la transmission du charbon, et c'est alors qu'il fut amené à attribuer à la présence de ce vibrion dans le sang, la virulence de l'affection charbonneuse.

M. Davaine avait trouvé la bactéridie chez les animaux morts du charbon ; il avait constaté la présence du même vibrion dans la pustule maligne, il retrouva encore la bactéridie chez les animaux qu'il avait inoculés avec du sang charbonneux.

Il constata un fait fort important, c'est que le sang des

(1) Rayer et Davaine, *Bulletin de la Société de Biologie*, 1850.
(2) Davaine, *Comptes rendus de l'Académie des sciences*, 1863, p. 220, 351, 386, t. 57.

animaux récemment inoculés avec du sang d'un animal mort
de charbon, contient des bactéridies avant qu'aucun symp-
tôme morbide n'ait pu être encore constaté chez lui.

Ce fait a été vérifié récemment par plusieurs membres de
la Commission qui expérimentait la vaccination charbonneuse
à Talais (Gironde).

L'apparition des bactéridies n'est donc point un phénomène
consécutif au développement du charbon, mais un phénomène
primitif. Ce n'est donc point un effet, mais une cause. Une
autre expérience qui vient encore confirmer le rôle de la bactéridie dans le charbon est la suivante :

En inoculant le sang d'un animal mort du charbon quelques
temps après la mort au moment où la putrefaction se développe et quand les bactéridies ont disparu on ne lui communique point cette maladie ; si l'animal meurt par hasard, il
succombe à la septicémie.

Dans des expériences faites en 1865, M. Davaine avait vu
que si l'on donnait le charbon à un animal en état de gestation,
on constatait à l'autopsie que le sang du fœtus ne contenait pas
de bactéridie L'inoculation montrait que le sang du fœtus ne
donnait pas l'affection charbonneuse. On trouve la bactéridie
dans le placenta, mais elle ne peut pas traverser les vaisseaux
maternels. Le placenta sert de filtre ; il retient les bactéridies dans les vaisseaux de la mère. Sans bactéridies, pas de
charbon, c'est ce qui nous explique pourquoi le fœtus
ne contracte pas le charbon en même temps que la mère.
C'était là une expérience fort importante pour établir le rôle
de la bactéridie dans l'affection charbonneuse.

Davaine avait donc nettement établi les relations de cause
à effet entre la présence de la bactéridie dans le sang et
l'affection charbonneuse, mais l'on faisait à ses expériences
une objection. Davaine faisait ses inoculations avec une goutte
de sang. Le virus ne pouvait-il pas être à l'état liquide dans
la sérosité du sang, les globules blancs et rouges n'avaient-ils
aucune action ? la bactéridie n'était-elle là qu'un élément
accessoire, un effet et non une cause ?

C'est Pasteur qui est venu compléter la démonstration de
Davaine en isolant la bactéridie et en se servant pour son

inoculation de la bactéridie absolument isolée de tous les autres éléments figurés du sang. (1)

Si la bactérie seule est capable de donner le charbon, c'est elle qui doit constituer le principe virulent de cette affection.

Pour arriver à ce résultat, Pasteur emploie une méthode qui lui a servi à débrouiller les mystères de la fermentation lactique et de la fermentation alcoolique, il sème une goutte de sang charbonneux dans de l'urine neutre ou un peu alcaline et il voit la bactéridie s'y développer avec une très grande abondance et beaucoup de rapidité. La bactéridie s'y développe en filaments enchevetrés très longs et à segmentations rares; dans ces filaments se forment des spores dans les points du liquide les plus accessibles à l'air. Ces spores peuvent à leur tour en se développant fournir de nouveaux filaments. La bactéridie de culture, n'est point identique dans sa forme avec la bactéridie du sang charbonneux; elle en diffère par la disposition de ses filaments qui sont courts, raides et immobiles; on ne rencontre pas de spores dans les bactéridies du sang charbonneux. (*Fig. I, II et III*).

La bactéridie est avide d'oxygène et elle cesse de se développer si l'oxygène vient à lui manquer. Les spores sont bien plus résistantes et elles peuvent impunément subir un séjour prolongé dans l'acide carbonique.

En prenant une goutte d'un liquide de culture renfermant des bactéridies, on communique le charbon aux animaux et il n'y a plus ici aucune espèce de doute. Si l'on opère avec des bactéridies obtenues dans plusieurs cultures successives, il n'y a plus de globules de sang et les parties liquides du sérum sont tellement diluées que leur action ne peut plus être comptée; il est facile de voir du reste que le liquide de culture filtré sur un filtre à platre, n'a pas la moindre action virulente. C'est donc la bactéridie seule qui est la cause du charbon.

C'est principalement en privant les globules de l'oxygène qui leur est nécessaire que la bactéridie tue les animaux;

(1) Pasteur, *Comptes rendus de l'Académie des sciences*, 28 février 1881, p. 429, 662 et 666, t. 92.

le sang devient noir, poisseux et asphyxique sous l'action
de ces microbes. En même temps qu'il perd son oxygène,
le sang perd aussi sa fluidité. La bactéridie sécrète un
ferment soluble, qui, mêlé à du sang non-charbonneux, lui
donne la viscosité du sang malade, cette viscosité du sang
gêne la circulation capillaire et contribue à rendre l'hématose de plus en plus difficile.

La bactéridie ne se développe pas chez tous les animaux, les
oiseaux paraissaient jusqu'ici réfractaires au développement
de ce microbe, il en était de même des animaux à sang froid.

M. Pasteur (1) a donné le premier la démonstration la plus
nette de la cause de cette immunité. Le sang des oiseaux est
ordinairement à une température de 42° ; la bactéridie ne
peut point se développer à cette température. Si l'on refroidit
une poule, si l'on abaisse expérimentalement sa chaleur,
en plongeant ses pattes dans de l'eau à 25°, si son sang n'a
plus qu'une température de 37°, on voit la poule refroidie
contracter le charbon. Si l'on inocule une poule refroidie et
qu'on la réchauffe, le charbon ne se déve!oppe pas; la démonstration ne saurait être plus complète. M. Pasteur (2) a pu
montrer à l'Académie et à M. Colin, lui même qui assurait
que les poules étaient absolument réfractaires au charbon, des
poules, qui après avoir été refroidies, avaient contracté cette
maladie.

Les animaux à sang froid ne contractent pas le charbon.
Il est probable que leur immunité tient encore à la température de leur sang. En mettant des grenouilles dans de l'eau
chauffée à 35°, M. Gibier (3), dans une communication récente
à la *Société de biologie*, prétend être ainsi arrivé à leur communiquer le charbon. Ces faits, vivement contestés par
MM. Dastre et Paul Bert, méritent d'être expérimentés à
nouveau. La grenouille peut-elle vivre dans l'eau à 35° ?

(1) Pasteur, *Comptes rendus de l'Académie des sciences*, t. 91, p. 315
et 673; 1880,

(2) *Bulletin de l'Académie de Médecine*, 1880.

(3) Gibier, *Comptes rendus de l'Académie des sciences*, t. 94, 1882, 12 juin,
p. 1605.

cette température est-elle incompatible avec la vie de l'animal ? Il résulte d'expériences reproduites par devant la Société de biologie, que les grenouilles résistent parfaitement à une température de 35° et qu'à cette température elles sont capables de contracter l'affection charbonneuse.

La température du sang de certains animaux peut donc nous expliquer certaines immunités. Il existe cependant en dehors de ces faits des immunités bien difficiles à comprendre ; certaines races d'animaux ne contractent pas le charbon. Les moutons d'Afrique sont réfractaires à cette maladie ; des expériences faites à l'école d'agriculture de Montpellier, ont également montré que des ânes d'Afrique présentaient une immunité du même genre.

Dans certaines races réfractaires, les jeunes animaux peuvent être inoculés, si l'on emploie surtout de grandes quantités de virus.

Il y a certainement pour les microbes des conditions matérielles de développement qui nous sont encore inconnues et qui influent sur la production du charbon.

Les bactéridies pour se développer, doivent emprunter de l'oxygène au globule, mais si le globule retient avec énergie son oxygène, la bactéridie devra périr ; il y a donc lutte dans le sang entre la bactéridie et le globule, et si le globule l'emporte, l'animal sera résistant. C'est ce qui arrive quelquefois quand on inocule directement le sang charboneux dans les veines d'un animal très vigoureux. Certaines conditions de milieu sont donc absolument nécessaires au développement du microbe.

Le sang est un milieu qui peut dans certaines conditions, manquer de certains principes indispensables au développement des bactéridies. L'affaiblissement du sujet, l'hématose insuffisante des globules, peuvent fournir aux microbes des conditions de culture favorable.

Nous avons vu que la température du sang jouait un rôle important sur les conditions de réceptivité.

Il suffit de priver un milieu fermentiscible de certaines substances en apparence très peu actives et contenues en quantité infinitésimale dans le liquide fermentescible pour qu'il devienne impropre au développement du ferment.

Il faut pour que les virus se développent certaines conditions de milieu analogue à celles que réclame les fermentations, c'est là ce qui pourrait expliquer la réceptivité d'espèces, en apparence peu différentes, et l'immunité que présente pendant longtemps certains individus qui ont subi une première fois les atteintes d'une maladie virulente.

Les espèces qui paraissent avoir aujourd'hui une certaine immunité, ne la doivent-elles pas à ce que leurs ascendants ont été tous atteints de la maladie? Leur immunité actuelle ne serait-elle pas due à une vaccination dont ils jouiraient par hérédité ?

L'immunité peut se transmettre du fœtus à la mère, ne peut-elle point se transmettre à travers plusieurs générations ? Les individus réfractaires n'ont-ils pas reçu de leurs parents comme une espèce de vaccination susceptible de les mettre à l'abri des atteintes de l'affection charbonneuse ?

Les animaux qui vivent dans des localités ou le charbon est endémique sont quelquefois réfractaires à l'affection charboneuse. N'ont-ils pas subi des inoculations à des doses excessivement minimes; ne se sont-ils pas pour ainsi dire spontanément vaccinés ?

CHAPITRE III

DES VACCINATIONS CHARBONNEUSES

Expériences de Talais (Gironde).

La question d'étiologie du charbon me paraissant absolument établie par tous les faits que je viens de rapporter. Je passe maintenant à une question tout aussi intéressante, c'est la question des vaccinations charbonneuses.

Le charbon est une affection virulente, il ne récidive pas L'organisme ne peut point fournir deux fois un milieu convenable au développement du microbe de cette maladie. Il y a là certainement quelques analogies avec ce qui ce passe pour certaines fermentations qui ne peuvent plus se faire dans un liquide qui a déjà servi à une fermentation première. Le microbe du charbon analogue pour la forme au ferment butyrique, se comporte, sous ce rapport comme un ferment ordinaire.

Il résulte de nombreuses observations, que l'animal qui contracte le charbon en état de gestation, communique l'immunité au fœtus qu'il porte. Le sang du fœtus, se trouve probablement privé de certaines parties liquides et solubles que la mère n'a pu lui fournir, il devient impropre au développement de la bactéridie.

Nous savons que dans les affections virulentes, il peut y avoir des cas plus ou moins graves, mais quelle que soit la gravité de l'affection virulente, une première atteinte d'une

affection de ce genre préserve pour longtemps et quelquefois pour toujours de cette maladie.

Pasteur a pu artificiellement, par des cultures successives,
dans des conditions variables de température, créer des états
divers du virus charbonneux, doués de propriétés virulentes
plus ou moins grandes et susceptibles de se conserver avec leur
même propriétés. Ces virus atténués à différents degrés sont
capables de devenir préservateurs pour une atteinte ultérieure de l'affection charbonneuse. C'est pour le choléra des
poules que M. Pasteur a d'abord découvert le moyen de pré-
parer des vaccins artificiels. Ce savant a pu appliquer plus
tard avec succès cette méthode à l'affection charbonneuse.

M. Toussaint, de Toulouse, fut le premier à découvrir un
vaccin artificiel du charbon, il se servait, comme vaccin,
du sang charbonneux dilué et plusieurs fois filtré sur une dou-
zaine de filtres, ou bien du sang charbonneux chauffé à
55 degrés ou traité par l'acide phénique à 1 et demi pour
cent, mais les résultats qu'il obtenait n'étaient point cons-
tants, il survenait assez souvent des insuccès et l'immunité
ainsi obtenue ne durait que 5 ou 6 mois (1).

M. Chauveau a repris dans un mémoire, lu le 26 juin à
l'Académie des sciences, les expériences de Toussaint pour
montrer, qu'avec certaines précautions, la méthode de son
ancien élève était tout aussi sûre que celle de Pasteur (2).

M. Chauveau fait observer qu'il faut pour avoir un bon
vaccin suivre le procédé suivant : chauffer le sang charbonneux instantanément et également dans toutes ses parties et
le soustraire rapidement à l'influence de la chaleur et, pour
cela, il faut agir sur de petites quantités de liquide enfermées
dans des pipettes bien fermées, portées successivement dans
l'eau chaude et dans l'eau froide.

Il conseille de prendre le sang sur un cochon d'Inde ayant
survécu quarante-huit heures à l'inoculation ; il emploie
le vaccin le lendemain du jour où il a été préparé.

(1) Toussaint, *Comptes rendus de l'Académie des sciences*, 12 juillet 1880.
p. 135, t. 91.

(2) Chauveau, *Comptes rendus de l'Académie des sciences*, 26 juin 1882,
p. 1694, t. 94.

Si l'on chauffe du sang à 50° plus ou moins longtemps sans dépasser vingt minutes, on obtient du virus plus ou moins atténué qui pourra servir à des vaccinations plus ou moins énergiques destinées à amener progressivement l'immunité complète comme avec les divers degrès d'atténuation du virus de M. Pasteur.

Chauveau a obtenu quelques résultats dans la fièvre charbonneuse en employant, comme moyen de vaccination, des quantités très minimes de virus. M. Chauveau diluait à divers degrès le virus charbonneux de façon à n'avoir que de 50 à 1,000 bâtonnets par centimètre cube, et il injectait le virus ainsi dilué dans le système veineux ; il a pu réussir à rendre ainsi des moutons réfractaires à des inoculations de virus charbonneux (1).

Mais tous ces procédés présentent assez souvent des insuccès c'est à Pasteur que nous devons la découverte d'une méthode vaccination réellement sûre et facile à pratiquer. (2)

Pasteur avait obtenu une bactéridie inerte en mettant du liquide charbonneux contenant des bactéridies dans du bouillon de poule pendant deux mois au contact de l'air, à une température de 42 à 43°. En arrêtant cette opération à diverses périodes, de l'évolution de la bactéridie, l'illustre chimiste avait observé qu'on peut obtenir des bactéridies de moins en moins actives. Ce qui est fort remarquable, c'est que ces différentes bactéridies ainsi obtenues sont susceptibles de se développer et de se reproduire avec leur caractère de virus atténué si on les soumet à de nouvelles culture. On peut donc faire diverses cultures renfermant des bactéries de virulences diverses : la bactéridie inerte, la bactéridie capable de tuer un cobaye de deux jours, celle qui peut tuer un lapin, celle qui peut tuer un mouton, celle qui peut tuer un bœuf.

On crée donc de toutes pièces des bactéridies de virulences différentes, et en choisissant dans ces différents liquides de culture on peut arriver à trouver parmi elles des bactéridies-

(1) Chauveau, *Comptes rendus de l'Académie des sciences*, 4 avril 1881, p. 844, t. 92.

(2) Pasteur, *Comptes rendus de l'Académie des sciences*, 28 février 1881, p. 429, t. 92.

vaccins susceptibles de jouer un rôle préservateur, sans produire aucune lésion sérieuse dans l'organisme.

Un fait encore intéressant, c'est qu'on peut conférer à l'organisme une immunité de plus en plus grande à des virus très actifs, en procédant par des vaccinations successives avec des virus de moins en moins atténués. On arrive ainsi par gradation et en toute sûreté à rendre l'organisme réfractaire à des virus très énergiques. Une seule vaccination avec un virus très atténué peut ne pas suffire à créer l'immunité ; des vaccinations successives permettent seules d'obtenir sans danger une résistance complète de l'animal au virus charbonneux le plus actif.

De même que l'on peut atténuer la virulence, on peut aussi la renforcer et revenir d'un virus atténué à un virus très actif, en inoculant directement le sang charbonneux d'animaux récemment inoculés. Si l'on tue un cobaye de deux jours avec un virus très atténué, le sang de ce cobaye sera plus virulent que le liquide qui a servi à l'inoculation ; une goutte de ce sang pourra tuer un lapin ; une goutte de sang du lapin ainsi inoculé pourra peut-être tuer un agneau, et ainsi de suite. La virulence de l'affection charbonneuse augmente par des transmissions successives.

Les virus peuvent dans la nature s'atténuer par des procédés analogues à ceux de M. Pasteur, l'action de l'air, l'action de la chaleur, la nature du milieu ou se développe la bactéridie, peuvent modifier la nature du microbe. Dans les épidémies, la virulence peut se renforcer par des transmissions successives.

L'extinction et le réveil des épidémies trouvent donc en partie leur explication dans les belles recherches de M. Pasteur.

Les vaccinations charbonneuses sont passées du domaine théorique dans le domaine pratique et elles ont été soumises à des épreuves qui ne laissent plus aucune espèce de doute.

Les vaccins du charbon sont aujourd'hui préparés par kilogramme dans le laboratoire de M. Pasteur et expédiés en province où on inocule des milliers d'animaux. Il suffit de s'adresser à Paris, à M. Boutroux, rue Vauquelin, 18, pour en recevoir les quantités nécessaires aux vaccinations que l'on désire faire.

Il résulte des faits recueillis jusqu'ici, que les vaccinations par les procédés de M. Pasteur sont presque toujours inoffensives et qu'elles sont réellement efficaces.

C'est à Pouilly-le-Fort, dans la Seine-et-Marne, qu'ont eu lieu les premières expériences qui ont fourni à l'illustre Pasteur la confirmation la plus éclatante de ses belles recherches sur les vaccinations charbonneuses.

La Société d'agriculture de Melun lui avait offert de réaliser ses expériences sur une grande échelle, pour qu'il n'y eût plus, pour le public aucune espèce de doute sur la valeur du procédé de vaccination qu'il proposait comme résultat de ses expériences de laboratoire.

M. Pasteur, de concert avec MM. Chamberland et Roux, rédigèrent le programme suivant qui fut en tout point réalisé. Nous le reproduisons tel que nous le trouvons dans la *Gazette hebdomadaire* de Paris :

« 1° La Société d'Agriculture de Melun met à la disposition de M. Pasteur 60 moutons ; 2° 10 de ces moutons ne subiront aucun traitement ; 3° 25 de ces moutons subiront deux inoculations vaccinales, à douze ou quinze jours d'intervalle, par deux virus charbonneux inégalement atténués ; 4° ces 25 moutons seront, en même temps que les 25 restants, inoculés par un charbon très virulent, après un nouvel intervalle de douze ou quinze jours ; les 25 moutons non-vaccinés périront tous ; les 25 vaccinés résisteront, et on les comparera ultérieurement avec les 10 moutons réservés ci-dessus, afin de montrer que les vaccinations n'empêchent pas les moutons de revenir à un état normal ; 5° après l'inoculation générale du virus très virulent aux deux lots de 25 moutons vaccinés et non vaccinés, les 50 moutons resteront réunis dans la même étable, on distinguera une des séries de l'autre en faisant, avec un emporte-pièce, un trou à l'oreille des 25 moutons vaccinés ; 6° tous les moutons qui mourront charbonneux seront enfouis un à un dans des fosses distinctes, voisines les unes des autres, situées dans un enclos palissadé ; 7° au mois de mai 1882, on fera parquer dans l'enclos dont il vient d'être question 25 moutons neufs, n'ayant jamais servi à des expériences, afin de prouver que les moutons neufs se contagionnent spontanément par les germes charbonneux qui auraient été ramenés à la surface du sol par les vers de terre ; 8° 25 autres moutons neufs seront parqués tout à côté de l'enclos précédent, à quelques mètres de distance, là où l'on n'aura jamais enfoui d'animaux charbonneux, afin de montrer qu'aucun d'entre eux ne mourra du charbon.

» De plus, 10 vaches furent offertes aux expérimentateurs, qui les acceptèrent, mais en déclarant que les 4 animaux qui ne seraient pas vaccinés ne succomberaient probablement pas aux inoculations, mais seraient tout au moins fort malades. Deux des moutons furent également remplacés par des chèvres ; les animaux étaient d'âge, de sexe et de race différents.

» Le 5 mai (1) 1881, 24 moutons, 1 chèvre, 6 vaches furent inoculés, à l'aide d'une seringue de Pravaz, avec cinq gouttes d'une culture de virus charbonneux atténué ; le 17 mai, ils furent réinoculés par un second virus également atténué mais plus virulent. Le 31 mai enfin, tous les animaux, sans exception, furent inoculés avec un virus très virulent régénéré des corpuscules-germes du parasite charbonneux conservé dans le laboratoire de l'École normale depuis le 21 mai 1877. Quarante-huit heures après, le 2 juin, devant une assistance nombreuse, M. Pasteur trouvait : d'une part, tous les animaux vaccinés présentant les apparences de la plus parfaite santé, et, d'autre part, les moutons et les chèvres non vaccinés morts charbonnneux, à l'exception de trois moutons, qui succombèrent dans la journée même ; quant aux animaux de l'espèce bovine, les quatre vaccinés étaient en bonne santé, les six autres présentaient de volumineux œdèmes et étaient manifestement malades. »

En Prusse, on a expérimenté le procédé de M. Pasteur sur 50 moutons divisés en deux séries de 25, dont l'une servait de témoins, et sur 12 bœufs.

Sur les 24 moutons inoculés, il y en avait 15 de race commune et 10 de race mérinos très délicate. Les premiers sup-

(1) *Comptes rendus de l'Académie des sciences*, 13 juin 1881, p. 1378, t. 92.

portèrent très bien la vaccination; quant aux derniers, 3 moururent après inoculations virulentes. Il y en eut 22 de res-
pectés. Parmi les 25 témoins ils succombèrent tous. 250 moutons mérinos vaccinés avec un vaccin approprié ont tous parfaitement résisté à des inoculations virulentes.

A Montpellier, les expériences entreprises à l'Ecole d'Agriculture sous le patronage de la Société d'agriculture ont
porté sur 50 moutons appartenant aux races du Larzac, des
Causses et Barbarines. Ces animaux ont été soumis à de
courts intervalles à deux inoculations successives avec des
virus atténués à divers degrés. Les sujets vaccinés ont pleinement résisté aux inoculations charbonneuses.

Parmi les animaux vaccinés, on a pris : 1° 4 sujets de chacune des races précitées (12 sujets en tout), *ayant subi les deux
inoculations*; 2° 2 sujets ayant subi la première inoculation seulement, on a joint à ces animaux 4 sujets n'ayant pas été vaccinés. On leur a inoculé du virus charbonneux très virulent.

Tous les sujets de la première catégorie (vaccinés) ont résisté à l'opération. Ceux qui n'avaient eu qu'une vaccination
sont morts ainsi que ceux qui n'avaient pas été vaccinés, sauf
un seul sujet provenant de la race barbarine, importé en
France depuis 15 jours à peine.

J'ai eu l'occasion d'assister, au mois de mai et de juin 1882,
à une série d'expériences des plus concluantes sur les vaccinations charbonneuses, par le procédé de M. Pasteur. Ces
expériences ont été faites sous le patronage de la Société
d'agriculture de la Gironde, au château de M. Bert, à Talais
(Gironde), et sous la direction de M. Gayon, professeur de
chimie à la Faculté des sciences de Bordeaux, ancien élève
de M. Pasteur. Une commission de la Société d'agriculture et des représentants des divers corps scientifiques de la
Gironde et des comices agricoles de la région, suivaient ces
expériences. Ces expériences, du reste, se faisaient au grand
jour et en présence du public.

Dans une première séance du 7 mai, la commission vac-
cina 188 moutons, 17 vaches et un taureau avec un vaccin
du premier degré, on injecta à chaque mouton à la face interne de la cuisse $\frac{1}{8}$ de centimètre cube de ce vaccin par la

méthode hypodermique, et une double dose fut injectée aux bœufs à l'épaule. Les animaux ainsi traités n'éprouvèrent aucun effet nuisible de cette première vaccination.

Le 21 mai, on procéda à une deuxième vaccination avec un virus plus actif ; deux moutons succombèrent à la suite de cette dernière vaccination, mais il résulta de l'examen du sang de ces animaux qu'ils n'avaient point de bactéridies dans le sang, l'autopsie établit, d'une façon très nette, qu'il ne s'agissait que de deux morts accidentelles tout à fait étrangères à la vaccination elle-même. Des lapins inoculés avec le sang de ces animaux, préalablement chauffé à 90° et refroidi, n'ont nullement contracté le charbon, les bœufs avaient présenté un peu d'œdème morbide au niveau de leurs piqûres, mais cet accident n'a eu aucune suite.

Le 9 juin, des expériences nouvelles furent faites pour constater l'immunité des animaux vaccinés. 10 moutons non vaccinés et 18 moutons déjà vaccinés furent soumis à l'inoculation d'un virus charbonneux très virulent. Deux vaches déjà vaccinées et une vache non vaccinée devaient servir à des inoculations du même genre.

Tous les moutons non vaccinés et inoculés ont eu très rapidement la fièvre avec une élévation de température d'environ 2 degrés ; ils sont devenus tristes, ils se sont couchés et ils sont morts par asphyxie lente à des intervalles de temps assez rapprochées. Sept d'entre eux ont succombé trente-six heures après l'inoculation, deux moutons ont seuls survécu quelques heures de plus ; celui qui a le plus résisté est mort quarante-huit heures après l'inoculation. Les moutons vaccinés et re-vaccinés n'ont rien présenté de particulier après l'inoculation charbonneuse ; nous les avons vus brouter paisiblement dans l'enceinte où venaient de mourir les huit moutons non vaccinés et inoculés comme eux. Un seul des moutons vaccinés et revaccinés a succombé à l'inoculation du virus charbonneux ; cet animal est bien mort du charbon, mais il n'est pas sûr que chez lui la vaccination ait été bien faite.

Ce petit insuccès n'entache en rien la démonstration qui nous paraît aussi éclatante que possible. Tous les animaux qui ont succombé présentaient à l'autopsie les caractères des lésions que l'on trouve ordinairement chez les animaux morts dn charbon.

Il y avait de l'œdème autour des points inoculées, le sang était poisseux, noirâtre, la rate était fortement congestionnée, et irrégulièrement bosselée à sa surface,

Le foie était fortement congestionné et son tissu paraissait ramolli. Sur certains points, l'intestin était œdématié et congestionné.

Les reins étaient un peu plus volumineux qu'à l'état normal et fortement injectés.

Les poumons étaient presque exsangues.

Le sang de tous les animaux qui ont succombé à l'inoculation contenait des bactéridies, on retrouvait ces mêmes microbes en nombre bien plus considérable dans les ganglions et dans le canal thoracique. Notre collègue et ami, le professeur Jolyet, a trouvé chez les animaux morts du charbon à Talais, une confirmation des faits remarquables, qu'il avait signalés dans la variole.

Dans cette dernière maladie les microbes se trouvent après la mort en quantité bien plus considérables dans le canal thoracique et dans la lymphe que dans le sang, il paraît en être ainsi dans l'affection charbonneuse.

Des cobayes et des lapins inoculés avec de la lymphe du canal thoracique et avec de la sérosité de l'œdème développé autour des points inoculés, sont morts du charbon ; on a trouvé des quantités de bactéridies dans leur sang. Nous avons pu observer nous-même ce résultat dans le laboratoire de médecine expérimentale de la Faculté de Médecine de Bordeaux.

Deux vaches vaccinées ont été inoculées avec le même virus que celui qui avait servi à inoculer les moutons ; on a seulement employé une dose double du même virus. L'inoculation n'a produit chez elles aucun phénomène morbide ; elles ont parfaitement résisté. Une vache non vaccinée et inoculée a résisté jusqu'au troisième jour après l'inoculation ; mais le quatrième jour la fièvre s'est déclarée, le ventre s'est ballonné, elle a cessé de manger, elle est devenue triste et abattue et le sixième jour après l'inoculation elle a succombé.

Les expériences de Talais sont tout aussi concluantes que

celles de Berlin, de Montpellier et de Pouilly-le-Fort. La vaccination charbonneuse est rapidement entrée du domaine théorique dans le domaine pratique, grâce à une série d'expériences démonstratives qui ont toujours pleinement réussi.

M. Pasteur estime que le nombre de moutons vaccinés dépasse aujourd'hui 400,000 et celui des bœufs 40,000. Il y a eu quelques insuccès; il est mort 1 mouton sur 300 et 1 bœuf sur 2,000; ce sont là des accidents qui tiennent à des inoculations mal faites ou à certaines conditions spéciales de réceptivité qui ne peuvent en rien infirmer les résultats de l'ensemble des expériences.

Nul doute que nos agriculteurs, que nos éleveurs de bestiaux ne s'empressent de tous côtés à faire vacciner leurs animaux pour les mettre à l'abri d'un fléau très redoutable qui depuis longtemps fait peser de très lourdes charges sur l'agriculture dans certaines contrées et qui présente pour l'homme lui même de très grands dangers.

Tout le monde connaît la gravité de la pustule maligne et de la fièvre charbonneuse, et on sait que ces affections ne se produisent chez l'homme que par l'inoculation du virus charbonneux des animaux.

La découverte d'un vaccin susceptible d'éteindre, peut être à jamais, cette affection contagieuse, est donc certainement un grand bienfait pour l'humanité.

Les vaccins que M. Pasteur produit à volonté constitueront une des plus grandes découvertes de notre siècle, et il est probable que cette découverte sera féconde en applications pratiques dans beaucoup d'autres affections virulentes.

CHAPITRE IV

DES VACCINATIONS CONTRE LE CHARBON SYMPTOMATIQUE

On confondait autrefois sous des dénominations communes la fièvre charbonneuse et le charbon symptomatique. Le charbon symptomatique règne dans certaines régions d'une façon épidémique; dans une partie de la Haute-Marne, dans le Bassigny par exemple, cette maladie fait périr un grand nombre d'animaux. Le charbon symptomatique sévit surtout sur les bœufs et les moutons; l'âne, le cheval, le chien, le lapin et la poule paraissent réfractaires à cette affection.

Un animal atteint une première fois de charbon symptomatique n'est plus apte à contracter cette maladie; nous avons trouvé le même caractère dans la fièvre charbonneuse et nous le retrouverons dans la plupart des maladies virulentes.

D'après MM. Arloing, Cornevin et Thomas (1), les jeunes bovidés de six mois à quatre ans sont sujets au charbon symptomatique, les jeunes agneaux en sont souvent atteints. La

---

(1) Arloing, Cornevin et Thomas, *Recherches expérimentales sur la maladie infectieuse appelée charbon symptomatique* (Revue de médecine). 1881.

Arloing, Cornevin et Thomas, *Comptes rendus de l'Académie des sciences,* 24 juillet 1882.

maladie débute soudainement par de la tristesse, de l'inappé-
tence et par diverses tumeurs qui font apparaître la boiterie.

Ces tumeurs se développent très rapidement, elles sont
douloureuses, puis plus tard insensibles, elles sont crépitantes
et sonores à leur centre. Incisées elles laissent d'abord écou-
ler du sang et plus tard de la sérosité spumeuse, la fièvre
ne tarde pas à s'allumer, la respiration est plaintive, l'animal
se couche, sa peau se refroidit et la mort arrive quarante-huit
heures après l'apparition des premiers symptômes.

Après la mort le cadavre se ballonne très vite, des gaz
s'accumulent partout dans le tissu cellulaire, on trouve des
tumeurs dans certains muscles et autour des tumeurs le tissu
musculaire est noirâtre, les muscles sont friables et faciles à
écraser.

L'intestin est rarement congestionné, l'œsophage est quelquefois noir et friable, il n'y a rien d'anormal dans le foie
et dans la rate, ces viscères quoique contenant beaucoup de
microbes ne présentent en apparence aucune lésions. Quand
il y a eu des coliques pendant la vie, on trouve de la sérosité
dans le péritoine. Les poumons sont quelquefois congestionnés,
il en est de même du thymus, les ganglions sont souvent
hypertrophiés et congestionnés.

Les caractères du microbe du charbon symptomatique don-
nés par MM. Arloing, Cornevin et Thomas, sont les suivants :

Sur l'animal malade ou mort depuis peu de temps, le microbe du charbon symptomatique n'a pas les mêmes caractères dans le sang, les tumeurs musculaires, les parenchymes,
la sérosité des œdèmes.

Si on le recherche dans les infarctus des muscles, il faut
être averti qu'il est peu abondant dans la sérosité de la tumeur ; le microbe est cantonné pour ainsi dire dans le tissu
conjonctif inter et intra-musculaire et à l'intérieur des fais-
ceaux contractiles, d'où on l'extrait par raclage.

Porté sur le microscope, il se montre avec la forme d'un
bâtonnet plus court et surtout plus large que le *Bacillus
anthracis*, arrondi à ses deux extrémités et presque toujours
pourvu près de l'une d'elles, rarement au milieu, d'un noyau
réfringent ; parfois le bâtonnet est très allongé et muni d'un

noyau à chaque extrémité. Il peut arriver que le microbe soit décelé seulement par un noyau, parce que le court filament qui enferme ce dernier a presque le même indice de réfraction que le liquide ambiant. (*Fig. IV*).

Dans la sérosité de l'œdème voisin des tumeurs, le bâtonnet est fréquemment dépourvu de noyau.

Qu'il soit nucléé ou sans noyau, le microbe en bâtonnet du charbon symptomatique diffère de la bactéridie charbonneuse par son excessive mobilité : il se déplace, pirouette sur lui-même, monte et descend dans le liquide de la préparation, se présentant de temps en temps par son extrémité de façon à figurer momentanément un simple corpuscule.

Le microbe nucléé se retrouve aussi dans les parenchymes, les ganglions lymphatiques, la rate, les reins, le poumon et surtout le foie, associé à des granulations ovoïdes, brillantes, isolées ou accolées bout à bout au nombre de deux ou trois.

Le sang semble quelquefois absolument dépourvu d'organites étrangers; mais, le plus souvent, un examen attentif y fait découvrir facilement de fines granulations brillantes ou sombres, selon la position de l'objectif, et dont les mouvements ébranlent les hématies.

On reproduit assez facilement par inoculation le charbon symptomatique, mais les procédés d'inoculation doivent être différents de ceux que l'on emploie pour inoculer la fièvre charbonneuse. On constate des œdèmes considérables au niveau du point d'inoculation et quelquefois même des tumeurs disséminées.

La bactéridie charbonneuse vit très bien dans le sang, mais c'est principalement dans le tissu conjonctif, dans les muscles, dans les ganglions lymphatiques, dans les reins, dans la rate que l'on voit pulluler la bactérie du charbon symptomatique.

Ce qui distingue encore ces deux virus c'est qu'inséré dans le tissu conjonctif sous-cutané et inter-musculaire, le microbe du charbon symptomatique produit de l'œdème ou une tumeur presque toujours mortelle; injecté dans la jugulaire, ce même microbe produit à peine une légère réaction et laisse l'animal vacciné. MM. Arloing, Cornevin et Thomas (1) ont établi par des expériences très concluantes faites à Chaumont sur plusieurs centaines d'animaux que l'injection intraveineuse du microbe, du charbon symptomatique protège désormais l'animal ainsi vacciné contre les effets meurtriers de cette maladie. Le microbe est donc à lui-même son propre vaccin, si on change seulement le milieu où on le fait pénétrer. On obtient également l'immunité en injectant le microbe du charbon symptomatique dans les voies trachéo-bronchiques. Les animaux qui subissent ces inoculations sont très faiblement éprouvés, mais ils n'en contractent pas moins l'immunité pour le charbon symptomatique.

Par la méthode des injections intra-veineuses, MM. Arloing, Cornevin et Thomas ont eu des résultats variables suivant la quantité de virus injecté, une petite dose de virus détermine un charbon bactérien avorté, une dose de virus un peu plus forte par la quantité ou par l'activité des agents virulents, fait apparaître un véritable charbon symptomatique elle produit des tumeurs et la terminaison peut être fatale. La dose de virus est-elle infinitésimale (2/10e de goutte, de pulpe musculaire liquide), l'inoculation ne produit rien ou une maladie avortée sans accident local. La dose est-elle moyenne, l'accident local est insignifiant, mais des troubles généraux surviennent, puis une ou plusieurs tumeurs se produisent, loin du siège de l'inoculation. La dose est-elle forte, une tumeur se développe d'emblée au point inoculé, l'état général devient rapidement grave et si la survie est assez longue, une ou plusieurs tumeurs symptomatiques peuvent se développer dans différents points du système musculaire.

L'injection du virus dans le système veineux, dans la trachée et dans les bronches ne produit qu'une maladie avortée.

L'injection intra-veineuse constitue pour certaines maladies virulentes tout une méthode de vaccination spéciale.

M. Chauveau a démontré que pour certains animaux

(1) Arloing, Cornevin et Thomas, *Comptes rendus de l'Académie des sciences*, 3 octobre 1880, p. 531 et suiv.

l'introduction dans les veines du virus vaccinal ne provoque pas d'éruption apparente, mais qu'elle n'en confère pas moins l'immunité.

MM. Bouley et Chauveau ont pu réaliser une vaccination efficace par l'injection intra-veineuse du virus de la péripneumonie contagieuse des bêtes à cornes. Ces expériences viennent d'être répétées avec succès par MM. Thiernesse et Degive (1). On a essayé de rendre des animaux réfractaires au virus rabique à l'aide d'injections intra-veineuse. Les injections intra-veineuses de virus rabique dans les veines du mouton ne font pas apparaître la rage on a prétendu qu'elles conféraient l'immunité mais ces résultats sont loin d'être bien établis (2).

On a essayé de traiter les bactéries du charbon symptomatique par la méthode que Pasteur a employée pour isoler les bactéridies charbonneuses, mais il a été impossible d'arriver à isoler ainsi la bactérie du charbon symptomatique et d'obtenir un virus atténué susceptible de jouer le rôle de vaccin.

La méthode des injections intra-veineuses présente, au point de vue pratique, des difficultés d'exécution et des dangers qui ont poussé les expérimentateurs à chercher d'autres méthodes de vaccination. Le procédé Pasteur ne pouvant pas toujours être réalisé, on a cherché d'autres moyens, et on est arrivé à trouver pour le charbon symptomatique plusieurs méthodes qui paraissent avoir déjà donné quelques bons résultats.

Nous avons déjà signalé une méthode générale d'atténuation des virus par la chaleur; cette méthode a été expérimentée pour la première fois par M. Toussaint (3) dans la fièvre charbonneuse. M. Toussaint inoculaitles moutons avec du sang charbonneux défibriné, porté à 55° pendant dix minutes.

Il employait également dans ses inoculations du sang défibriné et filtré sur plusieurs doubles de papier; mais ce procédé est bien plus défectueux que le précédent, et M. Pas-

(1) *Bulletin de l'Académie de Médecine*, 10 octobre 1882.

(2) Galtier, *Comptes rendus Académie des Sciences*, t. I, p. 284.

(3) Toussaint, *Comptes rendus de l'Académie des sciences,* 12 juillet 1880, p. 135, t. 91.

teur nie même son efficacité. La chaleur ne tue pas la bactéridie, elle la transforme, elle crée un microbe-vaccin; mais ces microbes-vaccins se distinguent des microbes-vaccins obtenus par les procédés de Pasteur; ils ne peuvent se reproduire par cultures successives en conservant leur atténuation propre. Modifiée par la chaleur, la bactéridie peut perdre au bout de quelques jours ses propriétés de microbe-vaccin, elle revient à la virulence, elle peut subir quelquefois l'action de la chaleur de 55°, sans se transformer. On comprend donc combien, au point de vue pratique, cette méthode de vaccination pourrait présenter de graves inconvénients.

Il y a peu de temps, MM. Arloing, Cornevin et Thomas (1) ont communiqué à l'Académie des sciences une note sur un nouveau procédé de vaccination pour le charbon symptomatique. Ce procédé est une modification du procédé de M. Toussaint applicable au charbon symptomatique. Voici en quoi il consiste :

On fait agir la chaleur sur la sérosité virulente extraite des tumeurs charbonneuses; seulement cette sérosité est desséchée préalablement à la température de 32° dans un courant d'air qui permet d'obtenir la dessiccation avant l'arrivée de la putréfaction. Le virus desséché est trituré avec deux fois son poids d'eau, de façon à hydrater également toutes les parcelles et on porte ces mélanges dans une étuve chauffée depuis + 85° à + 100°, où on les maintient pendant six heures on obtient ainsi une série de virus atténués à des degrès divers. On procède avec ces virus atténués comme avec ceux de Pasteur; on doit faire deux vaccinations successives, l'une avec du virus atténué par la température de 100°, la seconde avec du virus atténué par + 85°, on doit proportionner les doses à la taille de l'animal. Avec les moutons, on prend 0,01°° de chaque virus atténué à l'état sec; si l'on opère sur le bœuf il faut employer 0,02°° ou 0,03°° selon la taille. On associe ces doses de virus à cent fois leur poids d'eau, et on les écrase dans un mortier jusqu'à ce que l'on obtienne une pulpe apte à être

(1) Arloing, Cornevin et Thomas, *Comptes rendus de l'Académie des sciences*, 24 juillet 1882, t. 95.

injectée sous la peau à l'aide d'une seringue à canule piquante. Quinze jours après la dernière inoculation, on peut éprouver les vaccinés avec cinq ou six gouttes de sérosité extraite fraîchement d'une tumeur et délayée, pour plus de facilité, dans 1 centimètre cube d'eau.

Les expériences sur les animaux ont montré que la première inoculation détermine une légère tuméfaction locale et une élévation de température de 0°, 2 et 0°, 7; dans la seconde l'hyperthermie a été de 0°,5 à 1°.

M. Chauveau (1) nous l'avons déjà dit a réussi à donner l'immunité par une méthode spéciale d'atténuation qui consiste dans l'emploi de très petites quantités de virus. Cette méthode générale a réussi tour à tour dans la fièvre charbonneuse et dans le charbon symptomatique.

M. Chauveau avait observé que l'on parvenait à triompher quelquefois de l'immunité des moutons algériens contre la fièvre charbonneuse, en les inoculant avec beaucoup de virus. Il avait également vu que les inoculations faites à fort petites doses sur ces mêmes animaux sans produire d'accidents graves, donnaient au contraire l'immunité Ces expériences amenèrent M. Chauveau à employer de très petites doses de vi_ rus comme moyen de vaccination préventive, de la fièvre charbonneuse et du charbon symptomatique cet expérimentateur est ainsi arrivé à trouver une nouvelle méthode d'atténuation des virus qui a donné d'assez bons résultats comme moyen de vaccination.

M. Chauveau (2) a appliqué sa méthode de vaccination au charbon symptomatique ou bactérien; c'est un hasard d'expérimentation qui lui a fourni la preuve que l'injection dans le tissu cellulaire de très petites doses de virus peut être parfaitement tolérées et servir de vaccin pour une inoculation ultérieure très virulente. Par d'autres expériences, M. Chauveau a pu établir que les moutons algériens réfrac-

---

(1) Chauveau, *comptes rendus de l'Académie des sciences*, 4 août 1882, t. 95,

(2) Chauveau, *Comptes rendus de l'Académie des sciences*, 4 avril 1881, t. 92, p. 844.

taires à la fièvre charbonneuse, contractaient aussi facilement que les moutons français le charbon symptomatique, et que des moutons vaccinés pour le sang de rate pouvaient contracter cette maladie.

MM. Arloing, Cornevin et Thomas (1) ont attiré l'attention sur l'immunité des adultes de l'espèce bovine contre le charbon symptomatique ou bactérien dans les localités où cette maladie est fréquente. Le charbon symptomatique n'atteint pas un animal adulte, né et élevé dans le pays. Il est probable que par leur cohabitation avec des animaux atteints du charbon, sans contracter la maladie, les jeunes animaux s'inoculent à des doses infinitésimales ; ils contractent ainsi une maladie bénigne, avortée, suffisante pour leur conférer une immunité d'abord légère, mais susceptible d'être renforcée par de nouvelles inoculations, si bien que lorsqu'ils sont arrivés à l'âge adulte après avoir traversé mille dangers, ils possèdent une immunité plus ou moins grande, proportionnelle à l'imprégnation virulente qu'ils ont éprouvée ; cette immunité est parfois absolue. Les animaux peuvent donc contracter l'immunité par des vaccinations spontanées.

M. Arloing, Cornevin et Thomas ont pu inoculer sans succès des sujets adultes qui avaient vécu dans des étables où se trouvaient d'autres animaux atteints du charbon bactérien. Ces animaux ont montré une immunité complète, ils ont résisté à des inoculations directes du virus charbonneux. On constate des vaccinations spontanées du même genre dans la péri-pneumonie contagieuse, ces vaccinations spontanées nous expliquent l'immunité que certains sujets paraissent avoir dans des épidémies très meurtrières.

Ces expériences présentent un très grand intérêt au point de vue de la pathologie générale ; elles nous servent à comprendre l'immunité relative dont jouissent un très grand nombre d'individus adultes ou âgés, certains groupes d'individus journellement exposés aux causes d'infection, ou même

(2) *Comptes rendus de l'Académie des sciences*, t. 93, p. 605, 17 août 1881.

certaines peuplades au milieu de foyers épidémiques ou endé-
miques, immunité dont on voit tant d'exemples.

M. Bouley a fait observer à ce propos que les influences
héréditaires pourraient bien avoir une part dans le développement de cette immunité de race et de lieux que possèdent les
animaux dans les localités où sévissent les épizooties.

Les animaux atteints du sang de rate ou fièvre charbonneuse, et dont le sang est envahi de bactéridies, ne transmettent pas à leurs produits la maladie dont ils sont atteints. Le
sang de l'embryon ne reçoit aucun des microbes de sa mère
tant que les altérations cadavériques n'ont pas établi de libres
communications entre les deux appareils circulatoires dans les
placentas. Le placenta est pour ainsi dire un filtre qui retient en
deçà les bactéridies charbonneuses. Nous avons déjà cité les expériences faites à ce sujet par Davaine en 1864 et en 1868, ces
faits avaient été déjà constatés par Braüell de Dorpat en 1857.

M. Chauveau a de plus montré que la brebis transmet à
son produit l'immunité contre le sang de rate conférée par
des inoculations préventives, ceci semblerait indiquer que
l'immunité pourrait tenir à certaines qualités du sang, qualité
indépendantes de la présence même du microbe, mais résul-
tant de l'action des microbes sur les globules ou sur le plasma.

La durée de l'immunité du charbon est en raison directe
de la gravité de la première attaque ou si l'on veut de l'énergie du vaccin et en raison inverse de la résistance des animaux, l'immunité acquise est transmise aux produits.

M. Toussaint a même observé qu'il n'est pas nécessaire
d'inoculer les mères pendant la gestation pour obtenir l'immunité. Ce fait pourrait être utilisé au point de vue pratique.
Il suffirait de vacciner les brebis pour avoir plus tard des
agneaux invulnérables à la fièvre charbonneuse.

Le charbon symptomatique présente à ce point de vue une
différence très notable avec la fièvre charbonneuse, il résulte
d'expériences entreprises en janvier 1881, par MM. Arloing,
Cornevin et Thomas (1), que le jeune sujet peut être affecté

(1) Arloing, Cornevin et Thomas, *comptes rendus de l'Acad. des sci.nces*
9 février 1880, t. 90, p. 739.

dans le sein de sa mère, atteinte du charbon symptomatique, de la maladie complète avec infarctus musculaire, œdèmes, sang virulent et microbes en bâtonnets, c'est-à-dire avec les lésions que l'on observe chez les adultes.

Le placenta qui retient la bactéridie formerait un obstacle impuissant à retenir la bactérie ou ses spores.

CHAPITRE V

DES VACCINATIONS CONTRE LE CHOLÉRA
DES POULES

———

Les vaccinations par des virus atténués n'ont pas seulement réussi dans les affections charbonneuses, on obtient des résultats tout aussi concluants dans une affection très redoutable pour nos poulaillers, dans le choléra des poules. « D'après M. Pasteur (1), cette maladie débute brusquement; l'animal atteint est sans force, chancelant, les ailes tombantes. Les plumes du corps soulevées lui donnent la forme en boule. Une somnolence invincible l'accable. Si on l'oblige à ouvrir les yeux, il paraît sortir d'un profond sommeil. Bientôt les paupières se referment et le plus souvent la mort arrive sans que l'animal ait changé de place après une muette agonie. C'est à peine si quelquefois il agite les ailes pendant quelques secondes. »

Dans le choléra des poules, la crête de ces animaux devient violacée avant même que le microbe n'existe dans le sang ou bien lorsqu'il y est en quantités assez faibles pour échapper à l'observation microscopique. L'animal paraît asphyxié son sang est noir et poisseux ; il se fait des hypérémies dans le poumon, des péricardites, des épanchements séreux et des exsudats fibrineux.

Le choléra des poules est une maladie contagieuse, épidémique et même endémique dans certaines régions. Ce fait

(1) Pasteur, *comptes rendus de l'Acad. des sciences*, 1881, p. 739, t. 90

avait été soupçonné par M. Moritz, vétérinaire de la Haute-Alsace. Perroncito a démontré le premier qu'il y avait dans cette maladie un microbe spécial. M. Toussaint vérifia le premier en France, les assertions de Perroncito, il détermina plus exactement le rôle de ce microbe et essaya de le soumettre à des cultures ; c'est à Pasteur que revient le mérite d'avoir trouvé le liquide favorable au développement du microbe du choléra des poules, et les procédés particuliers qui servent à son isolement ; c'est lui qui a obtenu expérimentalement le virus du choléra des poules à divers degrés d'atténuation c'est lui qui le premier a découvert un véritable vaccin artificiel pour cette terrible maladie, vaccin tout aussi efficace que celui qu'il a découvert plus tard pour la fièvre charbonneuse.

Le microbe du choléra des poules se compose de très petits articles immobiles et d'une ténuité extrême, légèrement étranglés dans leur milieu. Ces microbes peuvent, dans certaines circonstances, se résoudre en très petites granulations. Le microbe du choléra des poules est aérobie il se développe dans du bouillon de poule et on ne peut point le faire vivre dans de l'urine neutre, ni même dans une décoction filtrée et stérilisée de levure de bière. Il résulte d'expériences fort concluantes de M. Pasteur que ce sont les granulations solides qui, dans le choléra des poules, possèdent toute l'action virulente. *(Voy. fig. V).*

Les liquides que l'on recueille après filtration sur un filtre à plâtre, sur un animal malade du choléra des poules, ne communiquent point la maladie, mais ils ont une vertu narcotique qu'ils doivent probablement à une substance liquide élaborée par les microbes. Cette substance est une espèce de diastase, un produit liquide résultat de l'action du microbe sur les tissus ou sur les liquides de l'organisme.

M. Pasteur (1) a réussi à donner l'immunité à des poules en les vaccinant une ou plusieurs fois avec du liquide de culture dont la virulence s'était atténuée au contact de l'oxygène de l'air, dans un milieu favorable. Le liquide employé par

(1) Pasteur, *compte rendu de l'Acad. des sciences*, t. 92, 1880, p. 673.

M. Pasteur pour obtenir son vaccin consiste dans du bouillon
de poule neutralisé ; on y ensemence une goutte de sang de
poule morte du choléra, et on laisse ce liquide au contact de
l'air. Pendant un mois, le liquide conserve sa virulence ;
mais après ce délai, on peut constater, par des inoculations,
que sa virulence devient de moins en moins grande, et si l'on
attendait assez longtemps, le liquide finirait par perdre complètement sa virulence, le microbe finissant par disparaître.
M. Pasteur est arrivé, par des procédés spéciaux, à isoler le
microbe du choléra des poules, et c'est après l'avoir isolé
qu'il procède à son atténuation.

Pour le choléra des poules comme pour la bactéridie charbonneuse, on observe « que le microbe qu'on a destitué de
« l'excès de son énergie par l'exposition au contact de l'air,
» dans le liquide où il a été ensemencé, peut faire souche de
» microbes dans lesquels l'énergie de la virulence se trouve
» contenue dans les limites mêmes où elle a été réduite chez les
» ascendants, et qu'il est ainsi possible de constituer des ra-
» ces spéciales de microbes, pour ainsi dire assujetties, j'allais
» presque dire domestiquées, appropriées aux usages de
» l'homme, devenu maître de profiter de ce qu'ils ont conservé
» de puissance pour en faire un moyen de préservation con-
» tre les atteintes de la contagion naturelle dont ces micro-
» bes sont les instruments. »

M. Pasteur se sert de virus ainsi préparé et atténué à divers degrés pour vacciner plusieurs fois et avec des vaccins
de plus en plus énergiques, des poules auxquelles il veut conférer l'immunité absolue contre le virus du choléra des poules.

C'est au bout de l'aile que l'on pratique ces vaccinations, et
il résulte de nombreuses expériences que les poules ainsi trai-
tées résistent de la façon la plus complète à des inoculations
qui, sans la vaccination, auraient produit la mort d'une façon
aussi sûre que rapide.

M. Pasteur est donc parvenu a atténuer le virus du choléra des poules il l'a transformé en un véritable vaccin, il a
fait du virus même, un préservatif contre ses propres atteintes.

Grâce à l'atténuation de l'énergie, de la virulence du microbe du choléra des poules, on a pu transmettre cette maladie

sous une forme bénigne, et rendre désormais invulnérable a
ses atteintes, les animaux qui l'avaient subie sous cette
forme. Les faits que nous avons constatés à propos du charbon
ne sont donc point isolés, ils peuvent trouver leur application
dans d'autres maladies virulentes, peut-être trouvera-t-on un
jour le moyen de l'appliquer comme méthode générale à
d'autres maladies infectieuses.

Les inoculations du choléra des poules amènent ordinairement la mort d'une façon très rapide ; dans quelques cas
cependant, l'animal peut résister à l'inoculation, vivre quelques jours, et même un mois avec le parasite, mais il finit
par mourir. On peut tuer les poules en leur inoculant le
microbe dans le sang, c'est là un point qui distingue le microbe
du choléra des poules, du microbe du charbon symptomatique, on ne peut donc point chercher une méthode de vaccination pour cette maladie par l'injection intra-veineuse du
parasite. Le microbe du choléra des poules peut pénétrer dans
l'organisme par le tube digestif, et on le retrouve en très
grande abondance dans les excréments.

Le lapin, le chien, et le cheval contractent le choléra des
poules ; mais ces animaux résistent en général assez bien à
cette maladie ; chez les cochons d'Inde, l'action de ce parasite
se localise dans le point inoculé ; si on inocule ces animaux, on
leur donne des abcès au point d'inoculation, mais le parasite
ne pénètre point chez eux dans le courant circulatoire. Les
poules, pour conquérir l'immunité, ont besoin quelquefois de
plusieurs vaccinations que l'on doit faire avec des virus de plus
en plus énergique. Les animaux appartenant à des espèces
différentes ne se comportent de la même manière vis-à-vis des
inoculations du choléra des poules. « Certaines organisations,
dit Duclaux sont absolument rebelles au choléra, d'autres le
deviennent très facilement, d'autres ont besoin pour conquérir
l'immunité, de vaccinations plus multiples, d'autres enfin,
sont au degré minimum de la résistance. A celles-ci on peut
faire remonter la pente et les vacciner au degré qu'on veut.
Chaque opération a son action propre. Ce sont des marches
d'un escalier, sur lequel tous les individus d'une même espèce se trouvent répartis à des niveaux différents par suite de

différences naturelles qui tiennent à l'inégalité des constitutions et des faits d'hérédité et de différences accidentelles qui résultent de vaccinations inconscientes. »

Les différentes espèces animales présentent au microbe des conditions de milieu variable, et c'est à cela que tiennent la spécialisation des diverses maladies virulentes. Dans une même espèce, il y a des conditions individuelles qui peuvent donner l'immunité; chez certains sujets l'action même du microbe peut avoir déjà modifié la réceptivité de l'organisme, en agissant à très petite dose par vaccination inconsciente, sans produire l'infection proprement dite. Pour le choléra des poules, comme pour l'affection charbonneuse, il est probable que, l'animal atteint de la maladie peut transmettre l'immunité à son produit, c'est là une condition de résistance dont on doit toujours tenir compte dans l'étude des maladies virulentes.

M. Pasteur a signalé, à propos du choléra des poules, un fait fort intéressant qui pourra trouver peut-être plus tard une application pratique dans les vaccinations.

Ayant remarqué que le développement de la bactéridie charbonneuse était lent et pénible dans un liquide épuisé par le microbe du choléra des poules, il a été conduit à conclure que les poules vaccinées du choléra devaient être réfractaires au charbon, et l'expérience a justifié cette induction.

M. Toussaint a obtenu l'immunité, pour le choléra des poules, en inoculant à des poules du sang de lapin mort de septicémie. Avec certaines variétés de septicémies, on pourrait, dit-il, faire un vaccin pratique qui permettrait d'arrêter les épizooties si graves que l'on observe si souvent sur les oiseaux de basse-cour. Il suffirait, pour éviter toute dépréciation, d'inoculer les animaux à l'extrémité de l'aile.

CHAPITRE VI

DES VACCINATIONS CONTRE LA SEPTICÉMIE

———

La septicémie est encore une maladie à microbes pour laquelle on a réussi à trouver une vaccination. C'est à ce titre que je crois devoir en parler ici. Cette maladie fait de cruels ravages dans l'espèce humaine, et chez un grand nombre d'animaux. En examinant au microscope le liquide musculaire ou la sérosité qui remplit l'abdomen d'un animal mort de septicémie, on trouve : (1) « des vibrions mobiles, quelquefois très allongés, quelquefois très courts, rappelant les formes des ferments des matières albuminoïdes et pouvant présenter comme eux des formes en olives ou en battants de cloche, avec une spore à l'une des extrémités ; dans le sang, le vibrion de la septicémie est très rare, il y prend une longueur démesurée et sa réfringence, très voisine de celle du sérum, le rend difficile à apercevoir. On finit pourtant par le découvrir, rampant flexueux, se glissant au milieu des globules du sang, comme un serpent au milieu des feuilles mortes. » *(Voy. fig. VI)*.

Dans la septicémie, on trouve après la mort, les muscles très enflammés, la rate diffluante, le foie et les poumons déco-

———

(1) Pasteur, *comptes rendus de l'Académie des sciences*, 1877, 1878 et 1879, *bulletin Acad. de médecine*, 1878.

lorés et le tissu conjonctif emphysémateux. Il s'est fait une
véritable putréfaction sur le vivant.

M. Pasteur a réussi à isoler le vibrion septique par des cultures artificielles, il a fallu pour ce microbe des procédés
spéciaux, car le vibrion septique est un être anaérobie. C'est
encore au vibrion qu'est dû la virulence du sang septique. Si
l'on filtre du sang septique sur un filtre à plâtre on peut faire
impunément des inoculations avec le sérum de ce liquide. La
virulence de la septicémie doit donc être attribuée aux microbes du virus septique.

Tous les animaux ont dans leur intestin le vibrion
septique, ce vibrion passe dans la sérosité, dans les humeurs,
dans le sang des parties profondes, lorsque l'animal est mort et
lorsque la putréfaction commence dans les tissus. Les germes de la septicémie ont une existence banale, on les rencontre partout, ce sont les conditions favorables à leur pénétration dans l'organisme qui leur manquent, et la nature
même du milieu qui s'oppose à leur développement.

Le vibrion septique se cultive très bien dans du bouillon
de Liebig, rendu alcalin et stérilisé par l'action d'une température de 115°. On peut obtenir par ce procédé la diminu-
tion de la virulence sans la faire disparaître; on peut atténuer
le virus, mais on peut aussi revenir à la virulence en culti-
vant le microbe dans du sérum sanguin chargé de coagulum
fibrineux. La nouvelle culture fournira un vibrion très septique, tuant par exemple à 1/2000 de goutte, c'est-à-dire qu'on
obtiendra sûrement la mort d'un lapin, en mettant dans deux
litres d'eau un centimètre cube du liquide de culture et en inoculant une goutte de mélange.

MM. Coze et Feltz (1) ont démontré, à l'aide d'expériences,
que la virulence de la septicemie se renforçait par des transmissions successives. Ces expériences ont été répétées avec
succès et controlées par Davaine.

En se transmettant d'un animal à un autre, les propriétés
virulentes des liquides et des tissus animaux deviennent de

_____

(1) Coze et Feltz, *expériences sur la septicémie*, 1866 et 1872.

plus en plus énergiques. On peut donc atténuer le virus de la septicémie, ou le renforcer à volonté. L'air détruit rapidement le virus septicémique qui est essentiellement anaérobie; ce fait expérimental peut avoir, au point de vue de l'hygiène et de la prophyllaxie des maladies virulentes, des applications des plus considérables. On a appliqué avec succès l'eau oxygénée au traitement des plaies; le pansement, largement ouvert, a donné à quelques chirurgiens autant de succès que le pansement antiseptique.

La méthode d'atténuation des virus, imaginée et expérimentée par M. Toussaint, a été appliquée à Dorpat (1) par M. Semmert à la septicémie des lapins. Cet expérimentateur prétend avoir constaté que du sang septicémique de lapin, chauffé à 55° peut être impunément injecté dans le tissu cellulaire de cet animal.

Ce qui est infiniment plus curieux c'est que ces lapins, ainsi inoculés, deviennent réfractaires au sang de rate, ils deviennent aussi indemnes vis-à-vis d'autres liquides infectieux; en injectant du sang d'animaux morts de gangrène, de typhus, on ne parvient plus à déterminer leur mort. Il semble, dit M. Bouley, que le sang septicémique et chauffé, contient une substance qui empêche le développement de tout ferment infectieux.

Le virus septicémique peut donc être atténué, comme le virus charbonneux et transformé en virus vaccinal; l'immunité qu'il confère, quand il est devenu vaccin, est une immunité à effets multiples, puisque le lapin vacciné par lui se trouverait invulnérable tout à la fois et à la septicémie et au sang de rate et aux ferments du sang d'animaux morts de gangrène ou de typhus.

Le virus de la septicémie peut donc être vaccinifié.

Il est donc possible de substituer un virus vaccinifié à un autre pour donner l'immunité, contre une maladie autre que celle que ce virus possède.

C'est là un point fort curieux de l'histoire des vaccinations

(1) *Revue scientifique*, 1er janvier 1881.

qui pourrait un jour trouver des applications des plus importantes. Les expériences sur la septicémie des animaux ne peuvent point nous faire prévoir ce que l'on pourrait obtenir pour la septicémie de l'homme. Les septicémies (1) des animaux diffèrent entre elles, et l'on est encore loin de s'entendre sur leur relation et sur la possibilité d'obtenir chez eux l'immunité par les mêmes moyens.

(1) Koch, *Untersuchungen ueber die Œtiologie der Wund infections Kran Kheiten,* Leipsick 1878.

CHAPITRE VII

DE LA VACCINATION CONTRE LA VARIOLE

La variole est la première des maladies contagieuses pour laquelle on ait employé les inoculations préventives. Tout le monde sait comment Jenner fut amené à inoculer le cow-pox des vaches, à des enfants pour leur conférer l'immunité contre la variole.

Dans le comté de Glocester qu'il habitait, Jenner avait observé que les personnes, hommes et femmes, employées à soigner et à traire les vaches étaient communément épargnées par la variole. Il savait, d'autre part, que ces personnes contractaient souvent sur leurs mains des pustules en touchant le pis des vaches, lorsque ces vaches présentaient une éruption spéciale, le cow-pox. Rapprochant ces deux faits, il en comprit et la filiation et la relation et il fut amené à expérimenter les propriétés prophylactiques de la vaccine. Il inocula à un enfant, de la sérosité puisée dans une pustule d'une jeune servante de ferme, qui avait contracté le cow-pox, grâce à une égratignure de sa main, en trayant une vache atteinte de cette maladie. L'éruption vaccinale fut très nette et par deux fois on put constater que cette enfant était absolument réfractaire au virus varioleux qu'on essaya de lui inoculer. Jenner observa également que les maréchaux-ferrants étaient souvent indemnes de la variole, il sut qu'ils étaient exposés à contracter aux mains des pustules lorsqu'ils

5

touchaient des chevaux atteints d'éruptions pustuleuses aux jambes. Des ouvriers qui avaient eu des pustules de ce genre, furent soumis sans succès à l'inoculation de la variole. Willam Jenner établit en outre très bien les rapports qui existaient entre le horse-pox et le cow-pox. Il montra par des expériences que la maladie éruptive que l'on voyait aux pieds des chevaux leur était communiquée par les vaches. Il était convaincu que le horse-pox se transmettait le plus souvent à ces animaux par l'intermédiaire des hommes ou des femmes appelés à donner en même temps des soins dans les mêmes fermes aux chevaux et aux vaches.

Jenner a donc établi les relations intimes du horse-pox, du cow-pox et des éruptions vaccinales. L'identité de ces trois maladies susceptibles de passer du cheval au bœuf, et du bœuf à l'homme, a été prouvé par un grand nombre d'expériences des plus concluantes. M. Bouley a exposé dans tous ses détails, avec les soins les plus minutieux, toute l'histoire de cette grande question, si souvent discutée devant les Académies et les Sociétés savantes. Pour lui le véritable horse-pox *sore-heel's* de Jenner, la maladie de Loy ne sont point l'affection que l'on désigne communément en Angleterre sous le nom de *grease*, et en France sous celui d'*eaux-aux-jambes*.

Le véritable horse-pox, serait une maladie éruptive-caractérisée tout à la fois par une éruption confluente de la peau du bas des jambes, avec flux humoral considérable et par une éruption généralisée sur le corps et tout particulièrement autour des narines et des lèvres. Le véritable horse-pox serait susceptible de donner à la fois le cow-pox à la vache et la vaccine à l'homme ; la vaccine à son tour, pourrait donner le cow-pox et le horse-pox. Les insuccès de quelques expérimentateurs tiennent à l'erreur faite quelquefois sur le caractère du véritable horse-pox. La maladie éruptive commune au cheval, au bœuf et à l'homme, possède le privilège de donner l'immunité ultérieure contre une autre maladie de même ordre, contre la variole. La vaccination est tout aussi efficace avec le horse-pox et le cow-pox, qu'avec les pustules vaccinales humaines, ces maladies sont identiques.

Les relations du cow-pox, du horse-pox et de la vaccine ont été résumées par M. Bouley (1) de la façon suivante :

« 1° Le horse-pox est produit par l'inoculation du cow-pox au cheval;

2° Le horse-pox engendré du cow-pox inoculé à la vache, donne lieu à des pustules de cow-pox qui, inoculées à l'enfant, donnent la vaccine ;

3° Le horse-pox engendré du cow-pox, inoculé à l'enfant, donne la vaccine;

4° Le vaccin humain engendré du horse-pox inoculé au cheval et à l'âne, donne le cow-pox ;

5° le vaccin humain engendré par le horse-pox, inoculé à la génisse, donne lieu à un beau cow-pox;

6° Le horse-pox engendré du vaccin humain, issu du horse-pox inoculé à l'enfant, donne lieu à des pustules avortées et fausses reconnues telles par la contre-épreuve de l'inoculation vaccinale ;

7° Le cow-pox engendré par le vaccin humain issu du horse-pox inoculé à des enfants, donne lieu à un très beau vaccin;

8° Le cow-pox engendré par le vaccin humain issu du horse-pox inoculé à des génisses engendre le cow-pox.

Il résulte cependant des expériences signalées par M. Bouley, que l'organisme du cheval constitue un milieu de culture moins favorable que celui du bœuf et de l'homme pour le développement, l'entretien et la conservation du vaccin avec toute son activité. »

La variole humaine est une maladie épidémique et contagieuse, ceux qui l'ont contractée une première fois, sont désormais réfractaires à cette maladie. C'est encore une maladie à microbe ; M. Jolyet (2) a parfaitement constaté l'existence d'un nombre infini de corpuscules élémentaires, espèces de micrococcus à reflet bleuâtre, dans le sang des pigeons atteints de variole, dans la variole du porc, dans celle de l'homme, dans le sang et dans la lymphe des génisses inoculés avec du cow-

_____

(1) Bouley, *le progrès en médecine par l'expérimentation*, p. 199.
(2) Jolyet, *comptes rendus de l'Acad. des sciences*, 27 juin 1882, p. 1,522 t. 94.

pox. On voit aussi des microbes dans le sang des enfants, quelques jours après l'inoculation de la vaccine, les mêmes microbes ont été retrouvés chez un porc qui avait subi l'inoculation
vaccinale. On trouve des microbes du même genre dans la
sérosité des pustules vaccinales et dans celle qui est contenue
dans les boutons de la variole. Chez le pigeon, dès la période
d'inoculation de la variole, ces corpuscules abondent dans le
sang, ils sont moins abondants vers la fin de la maladie. Au
moment où la maladie est nettement caractérisée, dit M. Jolyet,
ces corpuscules sont en nombre incalculable et occupent en
quelque sorte, tout le champ du microscope. Certains de ces
globules sont accouplés ou géminés, d'autres sont en séries
sous forme de chaînettes. C'est sur ce fond que se détachent
les globules rouges normaux et les corpuscules lymphatiques,
immobiles par eux-mêmes. Tout le reste de la préparation est
dans un mouvement incessant. (Voy. fig. VII et VIII).

En outre de ces corpuscules élémentaires vivants et mobiles, on en remarque d'autres plus volumineux dont le
diamètre varie de 0,001 à 0,003^{mm}. Ces éléments ont une
forme légèrement ovoïde. Dans certains cas, M. Jolyet
a trouvé un grand nombre de petites cellules en cupules
immobiles. J'ai eu l'occasion de constater nombre de fois, dans
le laboratoire de ce professeur, les microbes de la variole, et
ceux de la vaccine on ne saurait élever le moindre doute sur
leur existence, ce sont des micrococcus à reflet bleuâtre qui sont
certainement les microbes spécifiques de la variole humaine;
on trouve il est vrai les mêmes microbes dans la vaccine et dans
les varioles d'un certain nombre d'animaux, bien que ces maladies ne soient pas identiques, mais il est probable que parmi
ces infiniments petits, l'analogie de forme n'implique pas
l'identité de fonction. Entre deux microbes voisins appartenant
au même genre, les différences qui caractérisent les espèces
peuvent parfaitement nous échapper.

M. Chauveau a signalé l'existence de granulations élémentaires qui sont de véritables micrococcus, dans les pustules de
la clavelée, les mêmes organismes ont été vus dans les pustules de la variole par Laginbuhl, par Weigert.

J'ai pu voir, avec M. le professeur Jolyet, le virus vaccinal et le pus des pustules varioliques. Dans le vaccin on trouve des microbes simples ou géminés et relativement assez disséminés; ces microbes peuvent s'accoler aux parois des globules de sang auxquels ils donnent une forme épineuse. Dans le sang d'une génisse qui avait subi l'inoculation du cow-pox, au cinquième jour, il existait de nombreux microbes, soit libres, soit accolés aux globules rouges du sang, soit contenus dans les globules blancs. Dans les pustules varioliques les microbes sont souvent en séries, on y rencontre de nombreux corpuscules granuleux. Dans le système lymphatiqne les microbes sont très nombreux. Chez un individu mort en pleine éruption, cinq heures après la mort, M. Joylet a trouvé, dans la citerne de Pecquet, des quantités de microbes simples et accouplés, quelques microbes en chaînette. *(Voy. fig. VII)*.

Le microbe de la variole peut être cultivé dans des milieux artificiels stérilisés; dans ces conditions, il se développe et conserve sa virulence, il ne reste plus qu'un point important à réaliser, c'est de trouver le moyen d'atténuer ce virus pour lui faire jouer le rôle de vaccin,

La vaccine est-elle identique à la variole, une variole atténuée? Cette théorie soutenue avec beaucoup de talent en 1863 par M. Depaul, a été renversée par les expériences de la Commission nommée par la Société des sciences médicales de Lyon. Il résulte d'expériences fort bien faites que la vache inoculée de la variole ne rend pas la vaccine; elle rend, dit M. Bouley, ce qu'on lui avait prêté et en monnaie identique, c'est-à-dire qu'elle rend la variole, l'inoculation de la variole au cheval a donné les mêmes résultats, des enfants inoculés avec des pustules provenant d'inoculations varioliques au cheval et au bœuf ont contracté la variole.

Robert Ceely, médecin de l'hôpital du comté de Buckingham, prétend avoir obtenu le vaccin en inoculant la variole à des génisses. Il résulte de l'examen des faits qu'il cite à l'appui de son assertion, que la variole qu'il a inoculée à la vache, est restée la variole chez cet animal, comme dans les expériences de Lyon, et qu'elle est revenue variole sur l'organisme humain où elle a été transplantée. Les expériences de Thielé, médecin à Kasan (Russie), ne sont pas plus démonstratives que celles de

Ceely, mais il semble résulter de l'ensemble des faits présentés par ces deux expérimentateurs que le virus varioleux subirait une atténuation en passant par l'organisme de la vache; les éruptions varioliques qui ont été le résultat des inoculations faites avec des pustules varioliques de la vache paraissent avoir été presque toujours bénignes. A défaut de véritable vaccin, peut-être pourrait-on avoir recours avec avantage à ce moyen de préservation pour pratiquer avec moins de danger la variolisation.

CHAPITRE VIII

DE LA VARIOLISATION ET DE LA CLAVELISATION

De la variolisation

La variolisation est une méthode qui consiste à communiquer par inoculation la variole à titre préventif. Cette méthode est basée sur des faits qui tendent à établir que l'inoculation substitue à une maladie généralement grave, une autre maladie qui l'est moins. On la fait naître à l'heure la plus propice pour son évolution et dans les conditions les meilleures pour les sujets inoculés, et on obtient ainsi une immunité qui rend invulnérable aux influences de la contagion naturelle. La variole inoculée se borne quelquefois à des éruptions localisées, elle laisse des stigmates peu marqués, à moins de conditions toutes spéciale de réceptivité qu'il est impossible de prévoir. La variolisation était pratiquée depuis un temps immémorial en Asie et en Afrique, on y avait recours en Géorgie et en Circassie, à Constantinople. C'est Lady Montaigue, la femme d'un ambassadeur anglais à Constantinople, qui l'introduisit en Europe en 1721. La variolisation eut beaucoup de peine à s'introduire en France, Voltaire et La Condaminé la préconisèrent, le duc d'Orléans se fit inoculer avec succès, ce n'est que plus tard que le Parlement en 1763 et la

Faculté de Médecine de Paris en 1768, finirent par autoriser officiellement cette médication prophylactique.

La variolisation se pratiquait par incision, par vésicatoire, ou par séton on finit par remplacer ces divers modes d'inoculation par la piqûre à la lancette. Certaines précautions étaient prises au moment de l'inoculation pour mettre les malades dans les meilleures conditions d'évolution de la maladie; les accidents étaient relativement assez rares. La variolisation rendit en Europe d'immenses services en diminuant les chances de mortalité par la variole naturelle et par ses complications.

La variolisation est encore en honneur en Algérie ; parmi les Arabes, on la pratique journellement et sans accidents graves, et c'est là une ressource très utile pour ceux qui ne veulent point accepter le vaccin dans ces pays. L'Arabe a beaucoup de répugnance à se faire vacciner; on est fort heureux qu'il veuille bien avoir recours à la variolisation comme moyen prophylactique.

Il résulte cependant de renseignements fournis par nos médecins militaires que la répugnance des Arabes à la vaccination, disparaîtrait de jour en jour ; c'est par milliers que l'on compte aujourd'hui en Algérie et en Cochinchine les vaccinations, les bienfaits de cette pratique dans ces deux pays ne laissent point le moindre doute.

M. Bouley (1), vient de proposer il y a quelques jours à peine, de pratiquer chez les Arabes, la variolisation avec un virus varioleux dilué par un procédé analogue à celui que M. Peuch, de Toulouse, emploie pour la clavelisation ; cette méthode ne tardera pas à être expérimentée, et il est probable qu'elle diminuera les dangers de la variolisation.

Il ne serait point raisonnable de vouloir substituer cette méthode à la vaccine dont l'innocuité est absolument reconnue, mais les essais de variolisation avec des virus atténués, seraient parfaitement légitimes chez les Arabes qui tiennent encore à subir la variolisation.

M. Bertherand qui exerce depuis longtemps avec la plus

(1) Bouley, *Comptes rendus de l'Académie de médec'ne*, séance des 3 et 10 octobre 1882.

grande distinction la médecine en Algérie, croit que sous le climat d'Afrique la variolisation est toujours bien préférable à la vaccination. On ne ferait donc aucun tort aux Arabes, en les soumettant, quand ils le désireraient, à la variolisation avec les virus dilués.

La vaccination consiste à donner à l'homme une maladie bénigne, qui le rend réfractaire à une autre maladie très grave. Le cow-pox ressemble beaucoup à la variole mais il ne lui est pas identique.

La variolisation a pour but au contraire de communiquer la maladie contagieuse au moment qui paraît le plus favorable en choisissant le virus sur des sujets à variole bénigne. La variole inoculée étant presque toujours moins grave qu'une variole naturelle, on arrive à obtenir sans beaucoup de danger l'immunité par ce moyen; ces dangers n'existent en aucune façon dans la vaccination.

De la Clavelisation.

On a employé des méthodes analogues à la variolisation pour un grand nombre de maladies contagieuses chez les animaux, nous ne ferons que signaler en passant les diverses tentatives qui ont été faites dans ce sens, par divers expérimentateurs. Il était tout d'abord naturel d'essayer la variolisation dans des maladies analogues à la variole, chez différents animaux. On a appliqué cette méthode d'inoculation préventive à la variole des moutons à la clavelée.

La clavelée se manifeste par une éruption de boutons dans les plis de réunion de la poitrine et des membres antérieurs, dans ceux du ventre et des membres postérieurs, l'éruption se montre à la face interne des avants bras et des cuisses, autour de la bouche et des yeux. L'évolution de cette éruption présente les plus grandes analogies avec l'éruption de la variole humaine.

La clavelée n'est point cependant identique à la variole humaine, on ne donne point la clavelée au mouton auquel on inocule la variole, la clavelée ne donne point à l'homme la variole, ni une éruption capable de jouer le rôle de vaccin, ainsi que l'avait cru le docteur Sacco, de Pesare, les expériences du docteur Voisin faites à Versailles l'ont parfaitement démontré.

La vaccination essayée sur le mouton ne le rend pas réfractaire à la clavelée, cependant la vaccination rend la clavelée, plus bénigne quand les animaux vaccinés viennent à contracter cette maladie.

La clavelée comme la variole dit M. Bouley, n'est pas susceptible de récidive, l'animal qui la contractée une fois est à l'abri désormais de ses atteintes.

La clavelée, comme la variole, revêt généralement des caractères de plus grande bénigmité quand elle est transmise artificiellement, que lorsqu'elle a pénétré dans l'organisme par la voie ordinaire de la contagion. Il devient donc possible, par l'inoculation, d'assurer l'immunité aux troupeaux, non pas contre la clavelée, puisque l'inoculation a pour résultat de la donner, mais contre ses plus mauvaises chances, et de réduire ainsi dans des proportions qui peuvent être insignifiantes, les pertes que cette maladie est susceptible de causer. On a pu, grâce à la clavelisation, n'avoir que 1 pour 100 de mortalité tandis que la clavelée naturelle donnait de 25 à 50 pour 100 de pertes ; cependant il faut avouer que depuis quelque temps, la clavelisation a dû être abandonnée dans certaines régions du Midi de la France, où l'importation des moutons algériens se fait sur une très grande échelle, il y a eu des cas très graves qui ont suivi les inoculations et on a dû y renoncer.

M. Peuch (1), de Toulouse, vient, il y a quelques jours à peine, de communiquer à l'Académie de médecine, un nouveau procédé de clavelisation, qui permet d'obtenir sans danger l'immunité contre la clavelée. Nous extrayons les passages suivants de sa communication :

» Vivement frappé des pertes que la clavelée occasionne chaque année, à nos éleveurs du Midi, je me suis appliqué, depuis plusieurs mois, à chercher un procédé de clavelisation

(1) Peuch, *Bulletin de l'Académie de Médecine*, 19 septembre 1882, p. 1048.

dont les suites seraient simples et nullement dangereuses. Atténuer les effets de la clavelisation de manière à n'obtenir qu'une réaction inflammatoire modérée tout en conférant aux sujets inoculés l'immunité claveleuse, tel est le but que je me suis proposé d'atteindre.

» Ayant eu l'occasion à l'École vétérinaire de Lyon, en 1871 de suivre les expériences de M. Chauveau sur la vaccine et même d'y participer, je n'avais point oublié que les injections sous-cutanées de vaccin confèrent l'immunité vaccinale aux bêtes bovines et cela sans qu'il survienne autre chose qu'une nodosité au lieu de l'inoculation sans aucune éruption locale ou générale. D'autre part, en réfléchissant à la grande richesse du claveau en éléments corpusculaires ou germes — richesse démontrée par les belles expériences de M. Chauveau (1) — je me suis demandé si l'on ne pourait pas, en diluant convenablement le claveau et l'injectant en quantité déterminée dans le tissu conjonctif sous-cutané, diminuer les accidents de la clavelisation et réduire la mortalité à la plus petite proportion possible.

Dix-sept moutons ont été clavelisés par la méthode sous-cutanée : huit avec du claveau dilué au vingtième, quatre avec du claveau dilué au trentième, et cinq avec du claveau dilué au cinquantième ; aucun d'eux n'a succombé, et tous ont acquis l'immunité claveleuse. Ces clavelisations ont été pratiquées les 23 avril, 17 et 31 mai, 24 juin derniers, c'est-à-dire par des températures atmosphériques de 15°, 21°, 25°, 28°, centigrades. Après chacune d'elles, les sujets ont été enfermés dans de petits locaux d'où ils ne sortaient point ; leur nourriture a consisté en luzerne sèche d'assez bonne qualité.

On voit, d'après ce qui précède, que les effets de la clavelisation sous-cutanée varient en intensité suivant la dilution employée, sans qu'il existe toutefois de différences bien sensibles entre le degré d'activité des mélanges au vingtième et au trentième. Mais une atténuation très manifeste se produit

(1) *Théorie de la contagion médicale.* (*Comptes rendus de l'Académie des sciences.* 1868.)

quand la proportion d'eau augmente et que le litre du mélange égale un cinquantième.

Ces résultats me conduisent à penser que l'on peut encore diminuer l'activité virulente du claveau, tout en lui conservant la propriété de conférer l'immunité claveleuse, en abaissant le titre du mélange de manière à n'avoir plus qu'une partie de claveau pour 60, 80, 100 ou 120 parties d'eau distillée, et en se contentant d'injecter un quart ou peut-être un huitième de division. Ma troisième série d'expériences démontre en effet que quand on diminue à la fois le titre du mélange et la quantité injectée, on obtient une réaction inflammatoire modérée et préservatrice. »

Il y a dans les expériences fort intéressantes de M. Peuch, une nouvelle méthode d'atténuation des virus qui pourrait trouver son application dans d'autres maladies virulentes que la clavelée.

M. Bouley a proposé de faire à ce sujet, des expériences sur le virus varioleux, dans les pays où, comme en Afrique, on pratique journellement encore la variolisation.

La dilution du virus varioleux dans de l'eau, dans du lait, dans des dissolutions salines, avait été autrefois expérimentée sans succès, mais l'injection sous-cutanée du virus, et le titre même de sa dilution peuvent changer beaucoup les conditions de son absorption.

M. Jules Guérin attribue en partie les effets locaux du virus claveleux ainsi inoculé, à son absorption sous-cutanée, il admet qu'en employant des piqûres directes de la peau, on complique le fait de l'inoculation des effets produits par la plaie cutanée, exposée et imprégnée de la substance virulente. En vaccinant par la méthode sous-cutanée, M. Jules Guérin prétend pouvoir obtenir les résultats utiles de la vaccine sans pustules vaccinales.

Un de mes anciens collaborateurs M. Pouquier, médecin vétérinaire des plus distingués, directeur de l'Institut vaccinal de Montpellier, m'écrivait il y a quelques jours, qu'il avait obtenu chez la génisse l'immunité vaccinale sans développement de pustules, en faisant, à l'aide de la seringue de Pravas, des injections sous-cutanées de cow-pox. Les expériences de M. Peuch sont fort intéressantes et son procédé nous mettra probablement à l'abri des nombreux insuccès que la clavelisation avait rencontrés dans la pratique. Peut-être même, pourra-t-on un jour, tirer partie de ce procédé contre la variole de l'homme.

Au mois de mars 1882, M. Pourquier avait obtenu sur les moutons l'immunité contre la clavelée, en injectant du claveau dilué dans de l'eau distillée à l'aide de la seringue de Pravaz. M. Pourquier avait même annoncé au mois de juin, à la Société d'agriculture de l'Hérault, qu'il avait des procédés spéciaux de culture qui lui permettaient d'obtenir, pour la clavelisation, un virus très liquide et entièrement débarassé de tout globule sanguin. La possibilité d'obtenir des vaccins en diluant les liquides virulents de la clavelée nous est donc affirmée par les expériences concordantes de MM. Peuch et Pourquier, et M. Pourquier paraît même avoir eu sur ce point la priorité sur M. Peuch, de Toulouse. Après cette inoculation, l'immunité pouvait être obtenue sans qu'il existât aucune éruption de pustules au niveau du point d'inoculation.

M. Pourquier a eu l'occasion d'observer dans le Midi de la France jusqu'à 50 et 60 p. 100 de perte avec les anciens procédés de clavelisation. Ces échecs apparents de la méthode sont exceptionnels, mais là où on les rencontre, ils pourraient bien tenir à ce que l'on inocule aux moutons d'autres microbes que ceux de la clavelée. Les nouveaux procédés de vaccination paraissent appelés à rendre la clavelisation presque toujours inoffensive, ils peuvent donc rendre à l'agriculture de très grands services.

Il y a deux écueils à éviter dans la clavelisation : premièrement de ne point injecter un virus trop riche en microbes, c'est là ce que l'on peut obtenir en usant du mode d'atténuation employé par M. Peuch; deuxièmement n'injecter que le microbe de la clavelée et éviter surtout d'injecter le vibrion septique. On inocule bien souvent la clavelée avec du sang et avec des liquides contenant diverses impuretés qui sont capables de compliquer les résultats ultérieurs de l'inoculation.

Il serait donc important non-seulement d'atténuer le virus, mais de l'isoler pour l'employer seul.

Les procédés de MM. Peuch et Pourquier seront rapidement essayés sur un nombre plus considérable d'animaux et nul doute que nous ne sachions bientôt à quoi nous en tenir en nous basant sur un plus grand nombre d'expériences et c'est alors seulement que nous pourrons réellement affirmer la valeur réelle de ces nouvelles méthodes d'atténuation des virus.

M. Toussaint (1) prétend avoir cultivé le virus de la clavelée dans du bouillon de viande de mouton, de bœuf, de lapin et même de levure, il y a vu s'y développer des spores et des bactéries. Les bactéries seraient, d'après Toussaint, petites et fort agiles, elles donneraient naissance à des spores légère ment ovales et très réfringentes. Les liquides de culture inoculés donnent lieu à des éruptions, mais rien ne prouve que ces éruptions soient identiques à la clavelée, on ne s'est pas assuré si l'affection contractée conférait une immunité ultérieure, et s'il s'agissait bien là d'un virus atténué. Les microbes décrits par M. Toussaint ne sont autre chose que les ferments ordinaires des substances albuminoïdes.

M. Chauveau a montré que le virus claveleux filtré était absolument inactif; à l'aide d'expériences très concluantes il a montré que ses propriétés virulentes résidaient dans ses particules figurés, dans ses éléments granuliformes. Il existe dans la variole du mouton des microbes du même genre que ceux que l'on rencontre dans le sang et dans la lymphe des animaux. On trouve des microbes presque identiques pour la forme dans le horse-pox, dans le cow-pox, dans la variole humaine, dans la picote des pigeons, des porcs et des oies, etc., etc. Les éléments granuliformes décrits par M. Chauveau ne sont autres que les microbes eux-mêmes de ces maladies virulentes.

Il existe chez différents animaux, des maladies dont le caractère se rapproche beaucoup de la variole humaine.

(1) Toussaint, *Comptesrendus de l'Académie des sciences*, 14 février 1881, p. 362, t. 92.

M. le professeur Jolyet (1) a étudié avec beaucoup de soin la variole du pigeon, et il a trouvé dans le sang, de ces animaux des microbes excessivement petits, de véritables micrococcus. Des microbes du même genre et de la même forme existent dans le sang des varioleux et dans le liquide des pustules vaccinales *(Voy. fig. V et VI)*. Mais l'analogie de forme ne peut point nous donner l'assurance de l'identité de nature. M. Jolyet assimile la picote du porc, celle du chien, des pigeons, des oies, des dindons, de la vache et du cheval, mais il est sûr que l'on ne peut point obtenir avec tous ces virus une même maladie chez ces différentes espèces. Le vaccin qui confère l'immunité pour la variole humaine, ne donne pas l'immunité pour chacune de ces varioles ; si toutes ces maladies étaient identiques, le même vaccin leur serait applicable.

La variole humaine communiquée à ces différents animaux ne se transforme pas, elle ne devient ni vaccin, ni cow-pox, ni horse-pox. La variole que l'on donne aux moutons ne devient pas la clavelée.

La maladie des chiens, la peste bovine et la gourme ont été rapprochées de la variole ; on a pratiqué dans toutes ces maladies l'inoculation et la vaccination, on cherche à obtenir pour elle des virus atténués, mais les résultats obtenus ne sont pas encore assez certains pour que l'on puisse être bien fixé sur la valeur réelle de la médication prophylactique proposée pour ces maladies.

(1) Jolyet, *Comptes rendus de l'Académie des sciencees*, 27 juin 1882, t. 94, p. 1522.

CHAPITRE IX

DES INOCULATIONS PROPHYLACTIQUES CONTRE LA PÉRI-PNEUMONIE CONTAGIEUSE ET CONTRE LA FIÈVRE APHTEUSE

———

Péripneumonie contagieuse.

On a eu recours avec succès à une méthode analogue à la variolisation et à la clavelisation dans une maladie contagieuse et souvent fort meurtrière pour l'espèce bovine dans la péri-pneumonie contagieuse.

Cette maladie peut se transmettre par contagion directe et par voie de cohabitation.

Quelquefois l'influence contagieuse, dit M. Bouley (1), se traduit par de simples phénomènes de toux qui sont les indices de l'imprégnation virulente, sous forme bénigne ; quelques animaux paraissent même réfractaires à cette maladie. Les vaches atteintes une première fois de péri-pneumonie sont désormais réfractaires. Il en est de même de celles chez lesquelles l'infection s'est seulement manifestée par de la toux. On peut admettre que les animaux qui résistent à la maladie se sont vaccinés à des doses infinitésimables, leur immunité s'expliquerait par une espèce de vaccination spontanée.

(1) Bouley, *du progrès en médecine par l'expérimentation*, 1882.

La péripneumonie contagieuse exerce en Europe de très
grands ravages sur l'espèce bovine, elle se manifeste à l'état
aigu ou à l'état chronique. A l'état aigu, l'animal présente une
accélération de mouvement des flancs, à l'auscultation on
constate que le murmure respiratoire a diminué, on entend
des souffles bronchiques, à la percussion il y a de la matité,
la toux est sèche, petite et fréquente. Bientôt il y a de
l'anasarque, la rumination est suspendue, on constate de la
sensibilité le long de la colonne vertébrale en arrière du
garrot, il y a un jetage blanchâtre et visqueux.

Cette maladie peut se terminer par de la gangrène, ou bien
si elle ne guérit pas, elle prend la forme chronique, les poumons sont envahis progressivement par de l'hépatisation.

Le docteur Villems de Hasselt a signalé dans les liquides
qui suintent des poumons, dans la péripneumonie, la présence
de corpuscules particuliers. MM. Bruylandts et Verriest ont
essayé d'isoler par des cultures ces corpuscules d'autres corpuscules septiques, mais ils n'y ont pas encore réussi.

Le docteur Willems, de Hasselt, a soumis les bœufs à des
inoculations préventives avec le virus de la péri-pneumonie,
et il a obtenu l'immunité contre cette affection. Il emploie pour
l'inoculation, le liquide qui suinte à la surface des coupes du
poumon malade et c'est à l'extrémité de la queue que ce liquide
est inoculé. Ces inoculations ont pu, accidentellement, amener la mort, cependant, presque toujours les sujets ainsi vaccinés résistent à l'invasion de la péri-pneumonie. L'inoculation
caudale de la péripneumonie, donne la fièvre propre au germe
de cette contagion, sans que des localisations pulmonaires se
produisent et à la suite de cette fièvre l'immunité est acquise.

En Hollande, en Belgique, en France, des expériences fort
concluantes ont mis hors de doute l'utilité de l'inoculation
caudale. Ce mode de vaccination est obligatoire en Hollande,
et ce pays paraît avoir largement bénéficié de cette mesure.
L'inoculation au fanon, région très riche en tissu cellulaire très lâche, donne la péri-pneumonie, tandis que le même
liquide virulent déposé dans le tissu très dense de la région
caudale donne à peine lieu à une réaction locale peu importante
et à l'immunité ultérieure.

La question du terrain dans lequel doit se développer le virus morbide présente donc une importance assez grande, puisqu'elle suffit pour transformer, pour modifier les propriétés virulentes d'un liquide provenant d'une maladie infectieuse. Les accidents locaux de l'inoculation caudale peuvent présenter une certaine intensité il peut survenir une gangrène limitée mais les accidents ne vont pas au-delà. Les inoculations au fanon communiquent au contraire une maladie grave et qui est presque toujours mortelle. L'importance de la nature du tissu sur lequel porte l'inoculation, sa densité, sa composition histologique agissent sur la rapidité de l'absorption, sur la dissémination plus ou moins rapide du virus, sur son atténuation. Le même liquide inoculé à la queue et au fanon chez deux animaux de même espèce, peut servir de vaccin ou communiquer une affection mortelle suivant la densité et les les caractères anatomiques du tissu dans lequel le virus doit se développer.

Chez l'homme, la gravité des différentes pustules malignes paraît varier suivant la densité des tissus où se fait l'inoculation charbonneuse.

MM. Thiernesse et Degive, de Bruxelles, ont communiqué à l'Académie de Médecine de Paris, le 10 octobre 1882, une série d'expériences fort intéressantes sur les inoculations préventives de la pleuro-pneumonie contagieuse par injection intra-veineuse. Cette nouvelle méthode leur paraît bien préférable au procédé de Willems, de Hasselt.

Ces expérimentateurs ont constaté que l'injection intra-veineuse du virus de la péripneumonie contagieuse, produisait des effets tout à fait analogues à ceux obtenus par les expérimentateurs de Lyon, avec le virus du charbon symptomatique. Voici le procédé qu'ils ont employé.

Le liquide virulent, disent-ils, a été recueilli dans divers poumons qu'ont bien voulu nous procurer les médecins vétérinaires MM. van Hertsen, inspecteur en chef de l'abattoir de Bruxelles, et Limbourg, inspecteur en chef des halles et des boucheries de cette ville. Il était pris, au moment même de l'opération, dans une portion d'organe exempte de toute altération septique ou gangréneuse. Après avoir tailladé le tissu pulmonaire en divers sens, nous en exprimions la sérosité en le pressant dans les mains. Le liquide ainsi obtenu, quelque peu trouble et sanguinolent, était ensuite filtré à travers un linge fin, puis introduit dans une seringue de Pravaz de la contenance de deux grammes.

La bête étant couchée et convenablement maintenue sur une litière de paille, nous coupons les poils sur une certaine étendue de la gouttière jugulaire, dans sa partie moyenne, de l'un ou l'autre côté; un aide tient la main sur la partie inférieure de la veine jugulaire externe, afin d'en déterminer une légère distension. Cela étant fait, nous plissons la peau pour l'inciser dans l'étendue de trois centimètres environ, puis nous détachons le tissu cellulaire sous-jacent de manière à découvrir complétement en un point le vaisseau précité. Nous prenons alors la seringue préalablement remplie, nous l'adaptons à la canule aiguillée; nous implantons celle-ci à travers la paroi de la veine modérément distendue, et nous faisons l'injection avec une certaine lenteur.

Au moment où elle est effectuée, nous avons soin de faire cesser la compression du vaisseau.

Une suture entortillée à deux épingles termine l'opération.

Il résulte des différentes expériences de MM. Thiernesse et Degive :

1° Que le virus péripneumonique a été injecté, à la dose de 2 grammes, dans le système veineux de quatre bêtes bovines d'un âge peu avancé;

2° Que cette injection n'a produit, chez trois d'entre elles, qu'une légère réaction fébrile de courte durée ;

3° Que chez le quatrième sujet, l'inoculation a déterminé une inflammation exsudative assez prononcée et a produit une fièvre de réaction d'une certaine intensité;

5° Qu'une première inoculation critère, faite avec le même liquide, sur les quatre premiers sujets, dans le tissu cellulaire d'une *région défendue sous peine de mort* — le fanon — n'a déterminé chez tous, qu'une inflammation très peu prononcée ;

5° Qu'une seconde inoculation du même genre, opérée sur les mêmes sujets, a produit chez l'un, un œdème inflammatoire très peu marqué ; chez les trois autres, un engorgement plus prononcé, d'un caractère phlegmoneux, mais sans aucune gravité ;

6° Que l'insertion du même virus, pratiquée dans la même *région défendue*, chez deux jeunes bêtes qui n'avaient subi aucune inoculation préalable, a provoqué chez l'une et l'autre l'évolution d'une inflammation grave, à marche progressive et promptement mortelle.

Tels sont, les résultats de quelques expériences qu'il nous a été possible de faire. Les enseignements qu'ils renferment se déduisent d'eux-mêmes.

Ces expériences démontrent :

a) Que l'injection intra-veineuse du virus de la pleuro-pneumonie, à la dose de deux grammes, est complètement inoffensive, si l'on prend la précaution qu'une seule goutte de liquide ne tombe dans le tissu cellulaire ;

b) Que cette injection jouit de la même propriété que l'inoculation caudale préconisée par M. le docteur Willems, c'est-à-dire qu'elle investit l'organisme d'une immunité réelle, démontrée par l'inoculation, répétée deux fois, dans une *région défendue sous peine de mort* ;

c) Que l'immunité peut être parfaitement acquise, comme l'a établi l'un de nous, à l'Académie de médecine de Belgique, en répondant à M. Jules Guérin, et comme l'a signalé M. H. Bouley à la dernière séance de l'Académie de médecine de Paris, sans qu'il soit nécessaire que l'infection de l'économie se traduise par les symptômes et les lésions qui caractérisent la maladie naturelle ou spontanée.

MM. Thiernesse et Degive croient qu'il serait possible d'apporter quelques améliorations à leurs procédés d'inoculation, ainsi, au lieu d'opérer sur l'animal couché, on pourrait peut-être, disent-ils, l'inoculer avec plus d'avantage en le laissant debout. L'ayant convenablement assujetti dans cette position, nous estimons disent-ils qu'on pourrait, à la faveur d'une très petite incision de la peau, plonger directement la canule aiguillée dans le vaisseau. Pour prévenir tout contact du liquide virulent avec le tissu cellulaire, on pourrait se servir d'une feuille très mince de caoutchouc, d'une certainé largeur. On passerait d'abord la canule à travers cette pièce, on l'introduirait ensuite dans la veine, puis on adapterait la seringue pour pousser l'injection. Si une goutte de liquide venait à s'échapper de l'embouchure de la canule aiguillée ou de l'ouverture correspondante de la seringue, elle tomberait nécessairement sur la feuille de caoutchouc et ne pourrait atteindre la plaie, puisqu'elle serait parfaitement protégée par cette pièce.

Fièvre aphteuse.

On a employé l'inoculation dans une autre maladie contagieuse des animaux, dans la fièvre aphteuse. Cette maladie, fréquente chez les ruminants, n'est pas en général mortelle; elle se caractérise par une éruption vésiculeuse sur la muqueuse buccale, sur la peau de l'intervalle interdigital, et même sur les mamelles.

La difficulté qu'ont les animaux à prendre leurs aliments et à les manger, les fait maigrir; la sécrétion lactée disparaît presque complètement chez les vaches laitières; l'animal n'a plus de force; il peut à peine marcher; il a quelquefois de la fièvre; ses services sont absolument perdus, pendant un certain temps, pour l'agriculture.

M. Rossignol, vétérinaire à Melun, a pratiqué, à titre préventif, sur un assez grand nombre d'animaux, l'inoculation de la fièvre aphteuse, en imprégnant la muqueuse buccale des sujets qu'il voulait inoculer avec du liquide salivaire virulent par l'intermédiaire d'un linge fin fortement imbibé de bave d'animaux malades.

On réalise, dit M. Bouley, par ce mode d'inoculation susépithéliale, ce résultat qui a son importance économique de donner la maladie au même moment à tout le groupe des animaux destinés à la contracter par la force même des influences contagieuses qu'ils ont subies, et de raccourcir ainsi le temps de sa durée dans l'étable et sur tout le troupeau.

Cette maladie ne récidivant pas, les animaux qui contractent ainsi la maladie, sont assurés pour plus tard de l'immunité.

L'inoculation, ne rend pas en général la maladie plus bénigne, elle n'a que le seul avantage de la faire naître au moment où les services que peuvent rendre les animaux, sont les moins importants.

Les inoculations faites à ce point de vue ne sont pas le privilège exclusif de la médecine vétérinaire. J'ai vu plusieurs fois, dans des familles pauvres, des mères faire coucher ensemble tous leurs enfants en bas-âge et non atteints de la rougeole, quand un d'entre eux venait à contracter cette maladie; elles prétendaient, par ce procédé, utiliser le temps qu'elles devaient passer à la maison en soignant plusieurs enfants à la fois. Ces enfants, d'après elles, devant tôt ou tard contracter la rougeole, on ne devait ainsi leur porter aucun tort en la leur donnant.

Nous sommes loin d'approuver un pareil système; la rougeole, bien que très fréquente, n'est point toujours inévitable et elle est quelques fois fort dangereuse.

La maladie, ainsi communiquée à des enfants bien portants, est-elle moins dangereuse que celle qu'ils contractent spontanément? C'est là un point sur lequel mon expérience personnelle ne me permet pas de me prononcer.

CHAPITRE X

RÉSUMÉ ET CONCLUSIONS

L'étude que nous venons de faire sur les inoculations prophylactiques dans les maladies virulentes présente, dans son
ensemble, l'état actuel d'une grande question de pathologie
comparée qui semble destinée à bouleverser à bref délai
la médecine et la thérapeutique humaines. Nous avons été
heureux d'exposer à cette occasion, les magnifiques travaux
dont s'est enrichie depuis peu de temps la science, ceux
de MM. Davaine et Pasteur, ceux de MM. Chauveau, Toussaint,
Arloing, Cornevin et Thomas, ceux de M. Bouley, ceux
de M. le professeur Jolyet.

Un fait qui paraît aujourd'hui parfaitement établi, c'est
qu'il existe, pour presque toutes les maladies virulentes, des
microbes spéciaux; la propagation de ces maladies tient à la
pénétration de micro-germes dans l'organisme par différentes
voies : voies respiratoires et digestives ou contact direct,
qu'il s'agisse des maladies virulentes de l'homme ou de celles
des animaux. Certains microbes peuvent vivre chez plusieurs
espèces d'animaux; le microbe du charbon, par exemple, se
transmet, avec toutes ses propriétés contagieuses, du mouton
à l'homme et au cheval et à bien d'autres animaux; le microbe
de la vaccine passe du cheval au bœuf et du bœuf à l'homme.
Il y a cependant certains individus, certaines espèces qui
paraissent réfractaires à certaines maladies virulentes, le

microbe ne trouvant probablement pas dans leurs tissus ou dans leurs liquides les conditions nécessaires à leur développement; ces individus réfractaires, résistent quequefois aux maladies virulentes, parce qu'ils ont été spontanément vaccinés.

Un des caractères des maladies virulentes, c'est que l'animal atteint une première fois par ces maladies n'est plus susceptible de les contracter.

L'immunité est la même, que l'affection virulente première ait été bénigne ou grave.

Les formes bénignes des maladies virulentes transmises par inoculation sont en général plus bénignes que les maladies dont elles procèdent, et c'est là l'origine de la variolisation et de la clavelisation. On doit à ces deux méthodes de nombreux succès; on arrive ainsi, à l'immunité sans beaucoup de dangers.

Certaines affections, relativement bénignes, confèrent l'immunité pour des maladies virulentes graves qui ne leur sont point identiques : c'est ce qui arrive pour le cow-pox, pour le horse-pox, et pour la vaccine dans la variole humaine.

Les inoculations à très petites doses, par le procédé de Chauveau, peuvent aussi conférer l'immunité; les animaux peuvent se vacciner spontanément quand ils cohabitent avec des sujets atteints de maladies virulentes.

Les animaux en état de gestation peuvent conférer l'immunité à leur produit quand ils contractent certaines maladies virulentes dans le cours de leur gestation.

Des femelles vaccinées peuvent encore transmettre l'immunité à leur produit, bien que la fécondation soit postérieure à l'inoculation vaccinale, c'est ce que nous avons vu dans la fièvre charbonneuse.

Enfin, le virus même des maladies virulentes peut servir de vaccin pour la maladie dont il provient, à condition d'être atténué et modifié de différentes façons; nous avons longuement exposé la méthode d'atténuation des virus, employée par M. Pasteur; l'action de l'air sur le microbe en culture joue dans ce cas le principal rôle.

Nous avons fait connaître l'atténuation des virus par la chaleur par les méthodes de M. Toussaint, par les procédés plus récents de M. Chauveau, et ceux plus récents encore de MM. Arloing, Cornevin et Thomas, enfin il existe encore un procédé d'atténuation de M. Toussaint par filtrations successives des virus.

Dans le charbon symptomatique, nous avons vu que les injections intra-veineuses et trachéo-bronchiques trouvaient pour certains microbes des indications spéciales ; enfin, il n'est pas jusqu'à la densité même du tissu où se fait l'inoculation qui ne puisse modifier l'action même du virus, et en atténuer les effets. C'est ce que nous avons vu pour la péri-pneumonie contagieuse.

Le microbe, germe plus ou moins bien, suivant qu'il est placé dans un milieu qui lui est favorable ; certains microbes vivent bien dans le sang, d'autres sont mieux dans les tissus, les uns sont aérobies et d'autres anaérobies.

Certains microbes ne peuvent se développer en deçà et au-delà de certaines températures, c'est ainsi que les poules et les grenouilles résistent à l'inoculation charbonneuse. Si l'on refroidit la poule et si l'on chauffe la grenouille, on rend le sang de ces animaux capable de fournir un milieu favorable au développement du microbe. Ce sont là des conditions de réceptivité dont nous devons à l'avenir tenir un très grand compte.

La réceptivité des animaux n'est point seulement une question de température, il y a certainement d'autres conditions spéciales que doivent présenter les tissus et les liquides de l'organisme dans lequel le microbe est appelé à vivre. Ces qualités de tissus sont en rapport avec le bon état des grandes fonctions nutritives.

MM. Délafond et Bourguignon ont montré, à propos de la gale, que le parasite ne s'implante pas indifféremment sur tous les sujets. Nous empruntons à M. Duclaux (1) le passage suivant : « Des moutons bien portants, bien propres, bien entretenus, résistent d'une façon absolue à la colonisation des acarus. Soumis à un régime débilitant, ces mêmes moutons

(1) Duclaux, *ferments et maladies*, p. 107, Paris, 1882.

prennent au contraire très facilement la maladie. Ramenés à la santé par un bon régime, ils se guérissent tout seuls et se refusent à tout ensemencement nouveau. La prétendue résistance vitale est une question d'ordre physique, chimique et physiologique même. Un changement dans la circulation sanguine superficielle du mouton, dans la réaction de sa sueur, dans l'épaisseur de sa couche épidermique, dans la rapidité de sa desquamation, dans l'activité de la perpiration cutanée, dans les soins qu'on lui donne ou l'abandon où on le tient expliquent suffisamment les changements dans sa résistance à l'invasion. L'acarus, de son côté, doit trouver à s'implanter ou à se maintenir dans son terrain de culture, des difficultés qu'il ne surmonte qu'à force de bonne santé, de bonne alimentation ou de fécondité, toutes choses qu'il puise dans le sol vivant où il est implanté.

Pour peu que le mouton résiste au point frappé, sa victoire est certaine; sa résistance augmente ses forces et diminue celles de l'ennemi. Pour peu qu'il cède, au contraire, il sera obligé de céder de plus en plus. »

Ce qui se passe dans la gale, nous le retrouvons à propos des teignes qui sont des maladies épiphytiques; les parasites végétaux de ces maladies ne se développent que s'ils trouvent sur les téguments un terrain qui leur convient.

Les microbes ne se comportent pas autrement. Il suffit que les réactions de certaines sécrétions de l'organisme viennent à changer, pour voir se développer immédiatement des germes toujours en suspension dans l'air, qui n'attendent qu'un milieu favorable pour se développer; nous citerons, par exemple, le muguet, qui naît et se développe dans le mucus acide; les torulacées de l'urine qui trouvent un milieu favorable si l'urine perd, au contraire son acidité.

Les microbes qui pénètrent à toute heure dans notre tube digestif, dans nos voies aériennes, ceux qui s'introduisent directement dans nos tissus, ne s'y développent que s'ils y trouvent un milieu favorable. Les troubles divers de la nutrition, en amenant des modifications dans les qualités intimes de nos milieux intérieurs et de nos tissus, nous créent des réceptivités particulières. L'état général réagit sur la vulnérabilité aux maladies virulentes et infectieuses, et cela est tout aussi vrai en médecine qu'en chirurgie.

Il y a donc deux termes aussi importants l'un que l'autre : le microbe et le milieu, et s'il nous est impossible de nous débarrasser du microbe, d'en purger l'univers qui en est toujours infesté ou d'en débarrasser l'organisme lorsqu'il a pénétré dans le sang et dans les tissus, il ne faut point cependant désespérer de triompher dans cette grande lutte pour l'existence, nous pouvons encore éviter quelquefois cet ennemi en modifiant le milieu.

L'hygiène des grandes fonctions de nutrition, les inoculations prophylactiques constituent deux grands moyens de rendre notre organisme réfractaire aux causes incessantes de destruction qui nous environnent.

L'immunité serait due, d'après M. Duclaux, à la disparition de certains principes dans le sang ou dans l'organisme, ces principes indispensables au développement des microbes spéciaux à certaines maladies, disparaîtraient à la suite d'une atteinte d'une maladie virulente ou après une vaccination. Ce qui se passe dans l'organisme pour le développement du microbe serait absolument analogue à ce qui arrive pour les liquides fermentescibles. Un ferment ne se développe plus dans un liquide épuisé par une première fermentation. Une première atteinte d'une maladie virulente, l'action des virus atténués réaliseraient l'immunité, en détruisant dans l'organisme certaines substances absolument nécessaires au développement de certains genres de microbes. Cette explication est une hypothèse, et nous la donnons pour ce qu'elle vaut.

Au fond, nous sommes loin de savoir comment un être peut contracter pour un temps assez long et quelquefois pour toute sa vie l'immunité contre une maladie virulente dont il rencontre souvent les micro-germes malgré le renouvellement incessant qui se fait dans ses tissus et dans ses liquides. Il y a certainement sur ce sujet de grandes découvertes à faire, car nous sommes encore loin de savoir quelles sont les véritables conditions de réceptivité et à quoi tient l'immunité.

Quelle est la durée de l'immunité dans les différentes espèces de vaccination ?

Il est sûr que l'immunité peût se perdre avec le temps, c'est ce qui arrive pour le vaccin, il est sûr qu'il en est de même pour les vaccinations avec les virus atténués. Ce qu'il faudrait déterminer, c'est le délai après lequel il est utile de revacciner. Ce n'est qu'avec le temps et de nouvelles expériences que nous pourrons être fixés sur cette question qui est très importantes au point du vue pratique.

Des vaccinations faites avec des virus artificiellement atténués pour la fièvre charbonneuse et pour le charbon symptomatique ont montré que l'immunité existait encore pour des animaux vaccinés depuis six mois, depuis dix-huit mois même. Nous ne tarderons pas à savoir si l'immunité que confère nos nouveaux vaccins peut être de plus longue durée. (1).

Nous avons vu dans l'étude des vaccinations par les virus atténués qu'il était quelquefois nécessaire de faire coup sur coup et à bref délai plusieurs vaccinations avec des virus de plus en plus énergiques pour arriver à l'immunité absolue.

Ce point est important à noter et peut trouver son utilité dans les applications ultérieures de la vaccination à la prophylaxie des maladies virulentes.

La vaccination spéciale à une maladie peut être capable de donner en même temps l'immunité pour plusieurs affections contagieuses.

Des poules vaccinées du choléra sont réfractaires au charbon, M. Toussaint a obtenu l'immunité pour le choléra des poules en leur injectant du sang septicémique de lapin.

Le sang septicémique de lapin chauffé à 55°, sert non-seulement de vaccin pour la septicémie, mais encore pour le sang de rate et pour le typhus. Il y a donc des vaccins à effets multiples.

La découverte de vaccins de ce genre permettrait de simplifier les mesures prophylactiques à employer; peut être arrivera-t-on à trouver un jour un seul vaccin contre plusieurs maladies virulentes et contagieuses.

L'atténuation des virus, l'isolement des microbes ne peut être obtenu par le même procédé pour toutes les maladies

(1). *Comptes rendus de l'Académie des sciences*, 2 Mai 1882, t. 9?., p. 1396.

virulentes; il a fallu de longs tâtonnements pour arriver à trouver quelques-uns des virus artificiels que nous possédons.

On a été pris d'un grand enthousiasme à la suite de la découverte des vaccins de la fièvre charbonneuse, du charbon symptomatique et du choléra des poules, et il semblait que tous les vaccins allaient être facilement trouvés, nous sommes obligés de reconnaître aujourd'hui qu'il nous reste encore un vaste champ à explorer.

Nous sommes loin d'être absolument fixés sur les microbes spécifiques d'un certain nombre de maladies virulentes. Dans quelques maladies dont on connaît les microbes, on n'est point arrivé à trouver leur liquide de culture, les moyens qui peuvent servir à leur isolement et à leur atténuation.

Dans une même maladie on retrouve un grand nombre de microbes, et souvent il n'y en a qu'un seul qui soit spécifique, et il est fort difficile de le reconnaître et d'apprendre à l'isoler.

Certains microbes, qui sont identiques dans leur forme, sont complètement différents dans leurs fonctions; le même microbe peut présenter plusieurs formes. Voilà tout une source d'hésitations et d'erreurs qui rendent l'étiologie des maladies virulentes souvent bien difficiles à résoudre.

Plusieurs microbes que l'on retrouve dans le sang, dans la lymphe, dans les tissus, peuvent être, les uns tout à fait inertes sur l'organisme, et d'autres très virulents. Il faut apprendre à rechercher les caractères différentiels de ces petits organismes pour arriver plus tard à trouver des moyens susceptibles d'en faire des vaccins.

Les microbes spécifiques d'une maladie une fois découverts, il reste à les isoler et à les atténuer, pour en faire des vaccins.

Un exemple récent des difficultés que présente l'étude des microbes nous est donné par la récente commission de M. Pasteur, au Congrès de Genève.

M. Pasteur, recherchant le microbe du virus rabique fut appelé à chercher, quatre heures après la mort, le microbe spécifique de la rage dans la salive d'un enfant mort à Paris, dans le service de M. Lannelongue.

» Une étude attentive et prolongée des effets des inoculations de la salive rabique, dit M. Pasteur, permet d'admettre qu'elle amène la mort de trois manières : la mort par un microbe spécial ; la mort par des désordres purulents très abondants, accidents d'ordre septique ; la mort par la vraie rage propre au lapin, qui a toujours une incubation assez longue et qui s'accuse par des paralysies des membres de vingt-quatre à soixante-douze heures avant la mort. Cette paralysie n'existe pas dans la mort par septicémie.

» La salive des personnes enragées contient donc, outre le virus rabique, non caractérisé encore par un microbe cultivable, un virus formé par un microbe spécial cultivable et des microbes divers, capables d'amener la mort par des productions exagérées de pus, des désordres locaux excessifs et quelquefois l'introduction dans le sang de microbes communs.

» Le nouveau microbe découvert dans la salive des enragés n'existe-t-il que dans cette sorte de salive ? Cette question s'offrait naturellement à l'esprit. C'était même la première à résoudre, si l'on voulait s'assurer d'une relation cachée entre ce microbe et celui de la rage. Au cas où le nouveau microbe existerait dans des salives quelconques, il est évident qu'il serait indépendant du virus rabique.

« Des observations personnelles il résulte que la salive des personnes adultes mortes de maladies diverses ne contient pas le nouveau microbe, ou plutôt qu'il a été masqué, dans nos expériences, par l'abondance des microbes propres à faire du pus ; qu'au contraire, la salive d'enfants morts de maladies diverses a amené la mort des lapins par le microbe dont il s'agit ; qu'enfin, on l'a retrouvé encore dans les salives de personnes en pleine santé. Le nouveau microbe n'a donc aucune relation avec le virus rabique. »

Ce microbe a pu être cultivé par M. Pasteur et soumis aux méthodes de cultures qu'il emploie pour atténuer le choléra des poules et le virus charbonneux, il a obtenu ainsi une série de microbes atténués.

Mais ce résultat n'avance point la grande question de l'atténuation du virus rabique dont le microbe se dérobe encore à nos investigations.

Ce microbe trouvé, arriverons-nous à le cultiver et à l'atténuer, ce sont là de nouvelles difficultés qu'il faudra vaincre.

M. Pasteur vient de découvrir un nouveau microbe dans la fièvre typhoïde des chevaux et il est arrivé à l'atténuer par l'action de l'oxygène.

« En inoculant, dit-il, à des lapins la matière écumeuse sortant par les naseaux au moment de la mort des chevaux atteints de fièvre typhoïde, les lapins périrent et leur sang présenta un microbe nouveau encore en forme de 8, avec un étranglement allongé. Ce microbe communique aux lapins une véritable fièvre typhoïde qui les tue en moins de vingt-quatre heures. L'atténuation de ce microbe a lieu quand on expose ses cultures dans des bouillons au contact de l'air.

« En résumé, on ne peut douter que nous ne possédions une méthode générale d'atténuation, dont l'application doit seulement être modifiée selon les exigences des propriétés physiologiques des divers microbes. Les principes généraux sont trouvés et on ne saurait se refuser à croire que l'avenir, dans cet ordre de recherches, ne soit riche des plus grandes espérances. »

Les chevaux pourront-ils acquérir l'immunité par les vaccins atténués ? Si l'on obtient ce résultat pour la fièvre typhoïde des chevaux pourra-t-on appliquer à la fièvre typhoïde de l'homme et à titre prophylactique, ce qui aura réussi pour les chevaux, tout cela est encore fort problématique ?

« Les méthodes que j'ai étudiées n'ont pas d'autre but que de prévenir les maladies, dit encore M. Pasteur. Quant à prévenir toutes les maladies, je ne sais pas quand cela arrivera, et pour la fièvre typhoïde en particulier, je reconnais que l'atténuation des virus ne lui est pas encore applicable. Mais les résultats acquis sont assez satisfaisants à l'heure actuelle et ils nous encouragent pour l'avenir. »

Arrivera-t-on un jour pour la médecine humaine à trouver des vaccins artificiels pour toutes les maladies contagieuses et épidémiques; nous en avons quelque espoir, mais on ne doit pas trop d'avance s'en flatter. En exagérant les bienfaits de la nouvelle méthode, en escomptant trop l'avenir, on ne peut que compromettre la science et jeter le découragement dans l'esprit des savants qui doivent se résigner encore et peut-être pendant bien longtemps à travailler en tâtonnant sans arriver à de sérieux résultats.

Les méthodes d'atténuation des virus doivent varier dans les diverses maladies virulentes. On a réussi pour la fièvre charbonneuse, pour le charbon des poules, pour le charbon symptomatique; mais il faut bien se rappeler qu'une seule méthode n'est pas applicable à toutes les maladies virulentes et que pour chacune d'elles c'est une nouvelle lutte qu'il faudra engager, de nouvelles difficultés qu'il s'agira de vaincre. Au lieu de perdre notre temps à nous réjouir des destinées futures de la médecine, au lieu de composer des idyles sur l'âge d'or de l'humanité que l'on ne fait qu'entrevoir, au lieu d'emboucher la trompette de la victoire, il faut nous appliquer à voir les difficultés qui nous restent à vaincre. Le combat ne fait que commencer, la bataille sera longue, et les petites victoires partielles ne doivent que nous encourager à déployer du courage, de l'énergie et de la persévérance. Nous commençons à peine cette grande lutte contre les maladies infectieuses, véritable lutte pour l'existence, avec de nouvelles armes, dont il faut apprendre à nous servir. Ceux qui viendront après nous seront peut-être obligés de lutter encore pour triompher, et, peut-être seuls, auront-ils le bonheur de voir réaliser le but suprême de nos efforts: l'extinction des maladies infectieuses par les inoculations prophylactiques !

MICROBES DES MALADIES VIRULENTES

FIG. I
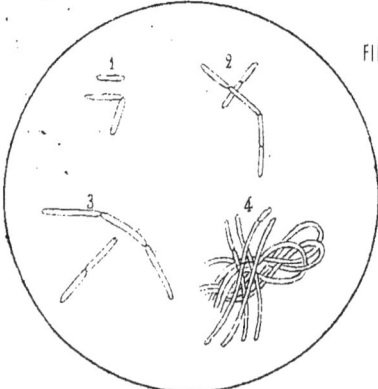

BACTÉRIDIES
DE LA
FIÈVRE CHARBONNEUSE
LEUR DÉVELOPPEMENT
---:---
FIG. I. & II.

$\frac{1}{500}$

FIG. II.
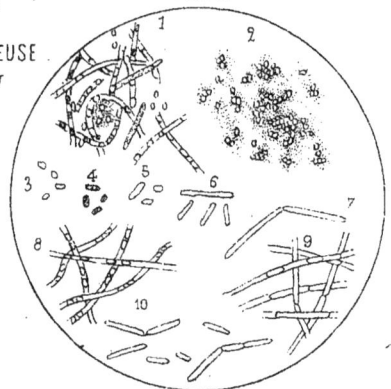

FIG. III ~ FIÈVRE CHARBONNEUSE

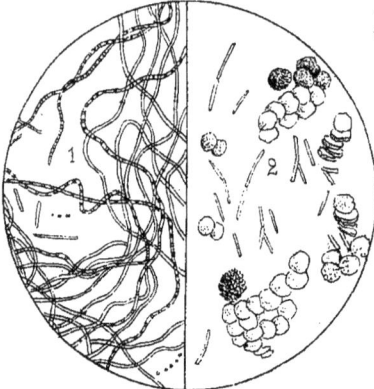

FIG. IV ~ CHARBON SYMPTOMATIQUE

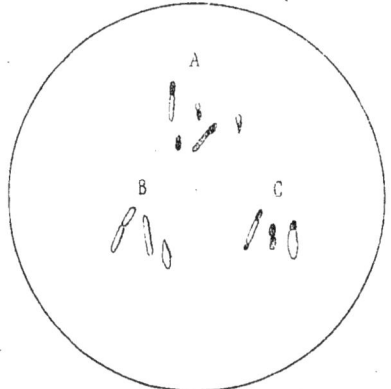

FIG. V ~ CHOLÉRA DES POULES

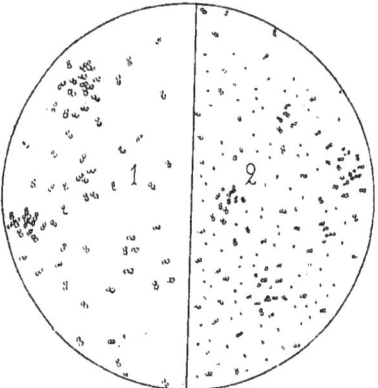

FIG. VI ~ SEPTICÉMIE

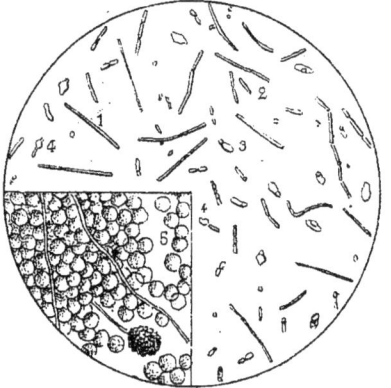

FIG. VII ~ VARIOLE

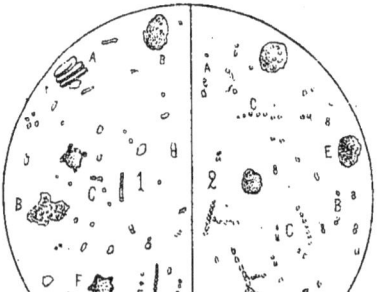

FIG. VIII ~ COWPOX

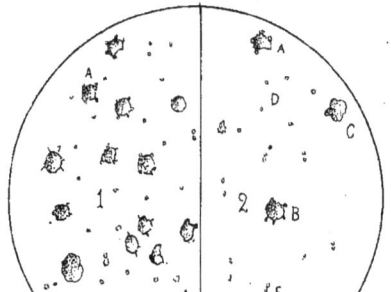

EXPLICATION DES FIGURES

FIÈVRE CHARBONNEUSE

Bactéridies de la fièvre charbonneuse, leur développement
(fig. ɪ, ɪɪ et ɪɪɪ).

Fig. 1 et 2. — Culture des bactéridies et des spores, d'après une planche de la thèse de M. Toussaint (*Recherches expérimentales sur la maladie charbonneuse*, Lyon, 15 juillet 1879).

Transformations des bactéridies placées dans une chambre chaude de Ranvier de 1 à 4 (fig. ɪ), 1 et 2 (fig. ɪɪ.)

Fig. ɪ. — Nº 1. Bactéridies qui viennent d'être extraites du sang.
— Nᵒˢ 2, 3, 4. Les mêmes, une heure, deux heures et cinq heures après.
Fig. ɪɪ. — Nº 1. Formation des spores à la dix-septième heure.
— Nº 2. Spores complètement isolées.

Développement des spores de 3 à 10 (fig. ɪɪ).

Nº 3. — Spores dans les liquides de culture.
Nº 4. — Les mêmes une demi-heure après; elles ont perdu leur réfringence.
Nº 5, 6 et 7. — Les mêmes après une, deux et trois heures de culture.
Nº 8. — Après seize heures de culture; partie exposée à la lumière.

No 9. — Après seize heures, mais dans l'obscurité
No 10. — Spores qui se sont développées sur le milieu de la borne, elles ne donnent pas de spores.

Bactéridie du charbon (fig. III).

D'après la planche X du livre de M. Duclaux. (*Ferments et maladies.*) Paris, G. Masson, 1882.

No 1. — Bactéridies en culture artificielle.
No 2. — Bactéridies dans le sang d'un animal charbonneux.

CHARBON SYMPTOMATIQUE

Microbes du charbon symptomatique du bœuf (fig. IV).

D'après un croquis que nous devons à l'extrême obligeance de M. le professeur Arloing, de Lyon.

A. Formes nucléées ou sporulées habituelles au sein des infarctus musculaires. — *B.* Formes sans spores plus fréquentes dans la sérosité qui infiltre le pourtour des tumeurs. — *C.* Formes que l'on rencontre quelques jours après la mort, la putréfaction absente.

CHOLÉRA DES POULES

Microbes du choléra des poules. (Fig. v).

D'après la planche XI du livre de M. Duclaux (*Ferments et maladies*). Paris, G. Masson, 1882.

1. — Microbes jeunes isolés et géminés.
2. — Microbes vieux (ceux-ci sont notablement plus petits).

SEPTICÉMIE

Vibrion septique. (Fig. vi).

D'après la planche XII du livre de M. Duclaux (*Ferments et maladies*) Paris, G. Masson, 1882.

De 1 à 4 vibrions dans la sérosité.
Vibrions mobiles, quelquefois très allongés 1; quelquefois très courts 2; quelques-uns ont la forme en olive 3; d'autres sont

renflés en battant de cloche 4 ; avec une spore à l'une des extrémités.

8. — Vibrions septiques dans le sang.

VARIOLE

Microbes de la variole humaine (fig. VII)

D'après un croquis que nous devons à obligeance de M. le Professeur
JOLYET, de Bordeaux

1. — Liquide lymphatique pris dans la citerne de Pecquet cinq
heures après la mort chez un varioleux mort en pleine éruption.

A. Globule sanguin. — *B*. Globule lymphatique. — *C*. Microbes simples. — *D*. Microbes accouplés. — *E*. Microbes en
chaine. — *F*. Globules sanguins épineux. Les pointes de ces
globules sont formées par des Microbes qui sont accolés à leur
paroi.

2. — Pustule variolique. Liquide extrait d'une pustule de
variole.

A. Microbes simples. — *B*. Microbes géminés. — *C*. Microbes en
chaine. — *E*. Corpuscules granuleux. — *F*. Globules sanguins.
épineux.

COW-POX

Microbes du cow-pox (fig. VIII).

D'après un croquis que nous devons à l'obligeance de M. le professeur JOLYET.

Le sang et la lymphe vaccinale qui ont servi à faire les deux
préparations microscopiques d'après lesquelles ce dessin a été
fait, ont été pris sur une génisse du service municipal de la
vaccine à Bordeaux, par M. le professeur Layet, directeur de ce
service.

1. — Sang de génisse inoculée avec du cow-pox, le cinquième
jour après l'inoculation (N° 1).

A. Globules épineux. Les pointes des globules sont formées par, des microbes qui sont accolés à leur paroi. — *B.* Microbes libres assez nombreux.

Lymphe vaccinale (N° 2).

A. B. C. Quelques globules sanguins épineux. — *D.* Microbes simples très disséminés. — *E.* Microbes géminés.

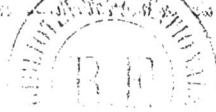

TABLES DES MATIÈRES

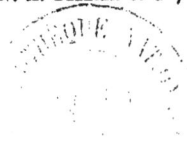

Bordeaux. — Impr. Nouv. A. BELLIER et Cⁱᵉ, 16, rue Cabirol.

www.ingramcontent.com/pod-product-compliance
Lightning Source LLC
Chambersburg PA
CBHW071518200326
41519CB00019B/5977